中医师承学堂
一所没有围墙的大学

经方临证红宝书

构建六经辨治体系
掌握常见六经方证

马家驹　高　峰　著

全国百佳图书出版单位
中国中医药出版社
·北京·

图书在版编目（CIP）数据

经方临证红宝书 / 马家驹，高峰著. --北京：中国中医药
出版社，2025.7.（2025.9 重印）--（中医师承学堂）.
ISBN 978-7-5132-9540-6

Ⅰ. R289.2

中国国家版本馆 CIP 数据核字第 2025FH0827 号

中国中医药出版社出版

北京经济技术开发区科创十三街 31 号院二区 8 号楼
邮政编码　100176
传真　010-64405721
河北品睿印刷有限公司印刷
各地新华书店经销

开本 710×1000　1/16　印张 9.25　字数 132 千字
2025 年 7 月第 1 版　2025 年 9 月第 4 次印刷
书号　ISBN 978-7-5132-9540-6

定价　39.00 元
网址　www.cptcm.com

服 务 热 线　010-64405510
购 书 热 线　010-89535836
维 权 打 假　010-64405753

微信服务号　zgzyycbs
微商城网址　https://kdt.im/LIdUGr
官 方 微 博　http://e.weibo.com/cptcm
天猫旗舰店网址　https://zgzyycbs.tmall.com

如有印装质量问题请与本社出版部联系（010-64405510）
版权专有　侵权必究

前　言

2010 年，在冯世纶教授的带领下，我们申报"北京中医药薪火传承 3+3 工程胡希恕名家研究室"的时候，就在思考如何更好地传承胡希恕经方医学，让更多的临床医师能够简单而高效地学习经方和六经辨证，达到事半功倍的学习效果。

学而不思则罔、思而不学则殆，经过多年来的不断总结思考和临证实践，我们认为经方是一个完整的理论体系，简约而不简单。《医宗金鉴》说"漫言变化千般状，不外阴阳表里间"，强调的是八纲辨证的辨阴阳、辨表里。六经辨证源自八纲辨证，较八纲辨证更完善，我将其升级为"漫言变化千般状，不外阴阳表里半"。疾病错综复杂，但万变不离其宗，世间疾病背后的本质是由两个病性、三个病位构成的六个证，只要掌握了阴/阳和表/里/半表半里的诊断与治疗，就学会了六经辨证，就掌握了世间疾病的通治法则。再通过最基础的方药，即可应对无穷复杂疾病，如庖丁解牛一样，游刃有余。

察色按脉，先别阴阳，但如何诊断阴证、阳证，历来却一直含糊不清。如何先辨六经，却无临床路径可循。这些常被忽略的基础，恰恰是中医临证的关键。知其要者一言而终，不知其要流散无穷。胡希恕先生指出，机体功能亢奋者为阳，机体功能沉衰者为阴。我们将六经辨证体系的核心要点进行归纳总结，厘定三个病位（表/里/半表半里）、两个病性（阴/阳）的诊断标准，凝练总结了经方临床路径的六步法，提出经方脉诊、经方舌诊的要点、蓄血证诊断标准、表里合病的治疗原则等。

胡希恕先生、冯世纶教授强调，临床要先辨六经继辨方证，求得方证相应而治愈疾病。我们多年来始终在坚持六经辨证，在完善体系、归纳整理常见方证要点，验之于临床，反复修订六经的诊断标准、治法及代表方。方从法出、法随证立，根据辨证选择合适的方，求得方证相应而治愈疾病。方证学习的重点不在于方解，而在于辨证，也就是抓主证。本书围绕"先辨六经继辨方证"临床路径展开，对经方基础而重要的42个方证进行归纳总结，力求在六经辨证体系下掌握方证的六经归属、方证要点及临床应用注意事项，事半功倍地学好经方，提升临床疗效。

时至今日，我们建立的胡希恕经方医学微信订阅号、视频号，成为国内头部的经方学术平台，并创立了经方中医知识星球，带领志同道合的人一起深入探讨、砥砺前行。也期望更多的人能够学好六经辨证，掌握常见方证，提升临床疗效，为人民健康事业贡献力量。

马家驹

2025 年 5 月 20 日

目录

下 篇

上篇

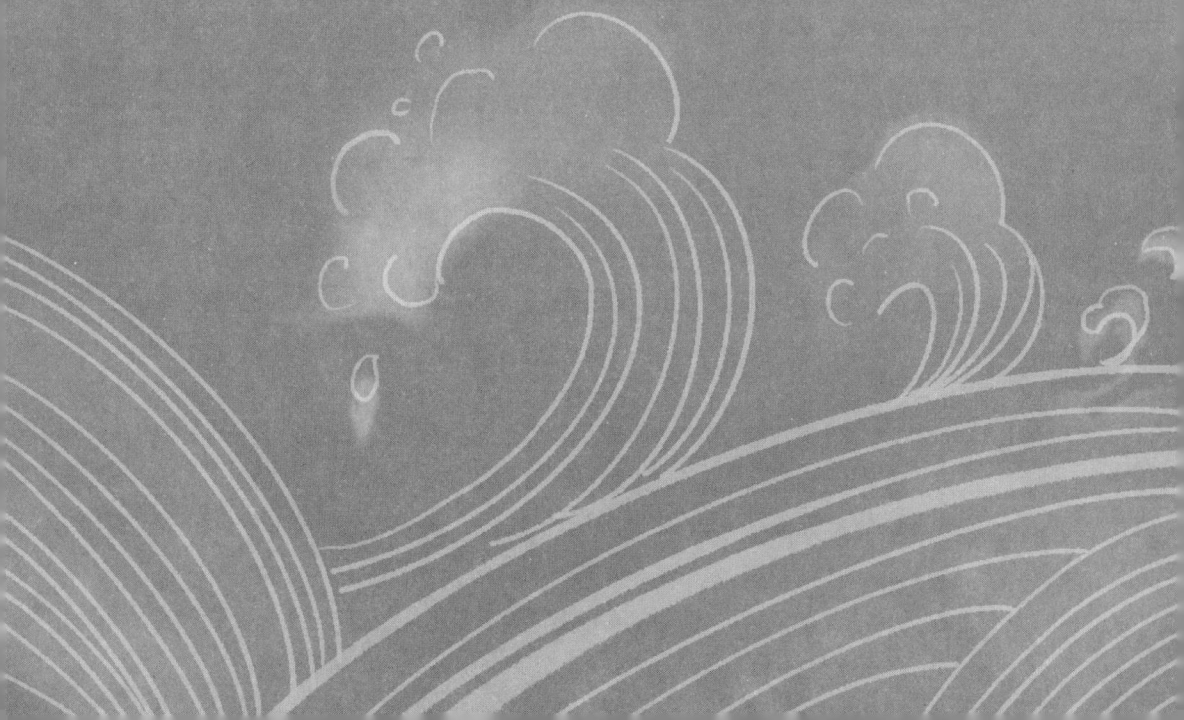

经方的定义

经方，传统观点认为主要指《伤寒论》《金匮要略》的方。方从法出、法随证立，开出一张方并不重要，重要的是如何开出这张方，针对患者的证，开出一张合适的方，求得方证相应而治愈疾病。我们和张仲景开出同样的一张方，效果却不如张仲景，差别不在于方，而在于辨证。

学习经方，主要是通过学习《伤寒论》《金匮要略》，去学习张仲景的临床思维，学习张仲景的辨证体系，即六经辨证。张仲景用六经辨证开出来的方是经方，即使是没有载入《伤寒论》的方也是经方。我们严格遵循六经辨证，模仿张仲景开出来的方同样也是经方。

方剂本身并无标签，就看如何辨证应用，也可把后世时方纳入经方辨治体系。在六经辨治体系下开出来的处方皆是经方，在脏腑辨证体系下开出来的方都是时方。如用脏腑辨证开出一张麻黄汤来宣肺，用白虎汤清气分热，就不能称之为经方。用补中益气汤治疗太阴病，用参苏饮治疗少阴病，这都是经方。

狭义的经方指的是《伤寒论》《金匮要略》的方。广义的经方，指的是六经辨证体系下的方。学经方就是通过《伤寒论》《金匮要略》学习张仲景的六经辨治体系。用张仲景六经辨证体系开出的方都是经方，我们都能成为经方传人。

经方派和医经派是两个医学流派

在《汉书·艺文志·方技略》，医学就有流派，有经方、医经、神仙、房中。其中主要流派是经方和医经。

经方的代表著作是《伤寒杂病论》，后世分为《伤寒论》《金匮要略》。医经的代表著作是《黄帝内经》。

经方用的是六经八纲辨治体系，医经用的是脏腑经络辨证体系。胡希恕先生强调"不要戴着《内经》的有色眼镜"。冯世纶教授说：经方辨其证，医经论其因。二者理论体系不同，不能用《内经》解读经方。

《伤寒论》序言说：余宗族素多，向余二百。建安纪年以来，犹未十稔，其死亡者，三分有二，伤寒十居其七。感往昔之沦丧，伤横夭之莫救，乃勤求古训，博采众方，撰用《素问》《九卷》《八十一难》《阴阳大论》《胎胪药录》，并平脉辨证，为《伤寒杂病论》合十六卷，虽未能尽愈诸病，庶可以见病知源，若能寻余所集，思过半矣。

很多人认为《伤寒论》是根据《内经》撰写而来，是因为序言里面提到"撰用《素问》《九卷》"等23字。民国时期的杨绍伊、当代钱超尘教授考证出这23字是后人伪入，并非仲景文字。

晋代皇甫谧《针灸甲乙经》序云："汉张仲景论广《汤液》，为十数卷，用之多验。近世太医令王叔和，撰次仲景遗论甚精，皆可施用。"宋高保衡等认为"仲景本伊尹之法，伊尹本神农之经"。都说明张仲景是在《神农本草经》《伊尹汤液经》的基础上，创新发展了经方。

《伤寒论》的辨证体系属于阴阳、表里、寒热、虚实的六经八纲辨证体系，与《内经》的脏腑经络理论体系有着本质区别。绝不能因为《伤寒论》

中的六经与《内经》六经之名相同，就认为《伤寒论》之六经等同于《内经》之六经。

医学的发展从无到有，从简单到复杂，从单味药到复方，最后升华成为体系。经方的代表著作，先有药物学《神农本草经》，再有方剂《伊尹汤液经》，再到六经辨证体系的《伤寒杂病论》。

病、症、证的关系

什么是病？

什么是症？

什么是证？

身体出现了不适症状，如发热、头痛，认为自己生病了，找医生看病，就是需要医生解决发热、头痛的不适症状。患者更关注症状、疾病。中医认为外在的症状，源自内在的证，症状是证的外在投射，治病必求其本，所以中医强调要辨证论治，关注疾病、症状背后的证，而不是辨病论治、辨症状论治。

辨证，辨的是病位和病性

临床常用的辨证法：八纲辨证、六经辨证、脏腑辨证、卫气营血辨证、三焦辨证、经络辨证等，都是将病位、病性相结合。见表1。

八纲辨证的病位是表里，病性是阴阳、寒热、虚实。

六经辨证的病位是表里半，病性是阴阳、寒热、虚实。

脏腑辨证的病位是五脏六腑，病性是阴阳、寒热、虚实。

卫气营血辨证的病位是卫气营血，病性是热。

三焦辨证的病位是上焦、中焦、下焦，病性是湿热。

表1 辨证体系下的病位、病性

辨证体系	病位	病性
八纲辨证	表、里	阴阳、寒热、虚实
六经辨证	表、里、半	阴阳、寒热、虚实
脏腑辨证	五脏、六腑	阴阳、寒热、虚实
卫气营血辨证	卫分、气分、营分、血分	热
三焦辨证	上焦、中焦、下焦	湿热

六经辨证的实质

《汉书·艺文志·方技略》云："经方者，本草石之寒温，量疾病之浅深，假药味之滋，因气感之宜，辨五苦六辛，致水火之齐，以通闭解结，反之于平。及失其宜者，以热益热，以寒增寒，精气内伤，不见于外，是所独失也。"

邪气侵犯人体，导致内环境的紊乱、阴阳失和、脏腑功能失调，具体表现为寒热失常、虚实失常。所以治病要调和阴阳，具体表现为调和寒热、调和虚实。本草石之寒温，用药物的寒热、虚实，以偏纠偏，使失调状态恢复于平衡。

正邪不两立。邪之所凑其气必虚，正气存内邪不可干。邪气侵犯人体，正邪相争而生病，所以治病要扶正祛邪。具体分为扶正、祛邪、扶正祛邪。量疾病之浅深，就是辨病位，祛除表里（浅深）病位的邪气。

六经辨证的实质就是三个病位、两个病性构成的六个诊断。见表2。

在张仲景看来，世间疾病只有六大类，分别是三阴三阳，即三个阴证，三个阳证。

表 2　六经辨证三个病位两个病性构成六个诊断

三个病位	两个病性	
	阳 （实、热）	阴 （虚、寒）
表	表阳证	表阴证
半表半里	半表半里阳证	半表半里阴证
里	里阳证	里阴证

表3　六经八纲关系表

三个病位	两个病性	
	阳	阴
	（实、热）	（虚、寒）
表	太阳病（表阳证）	少阴病（表阴证）
半表半里	少阳病（半表半里阳证）	厥阴病（半表半里阴证）
里	阳明病（里阳证）	太阴病（里阴证）

六经来自八纲。六经的本质是三个病位、两个病性构成的六个诊断，即表、里、半表半里三个病位上的阴、阳，也就是三阴三阳。这六个诊断，在八纲看来，分别是表阳证、表阴证，里阳证、里阴证，半表半里阳证、半表半里阴证。在六经看来，张仲景称之为太阳病、少阴病，阳明病、太阴病，少阳病、厥阴病。

只要会辨表、里、半表半里，会辨阴证、阳证，六经的辨证就可以掌握了。六经来自八纲，六经八纲对应关系表（见表3），是经方医学最核心的表格，六经和八纲的对应关系，需要大家牢牢记住。

学习中医，就要有体系地去学，六经辨证就是简单而完整的体系，本质就是三个病位上的阴证、阳证，执简驭繁，在六经辨证基础上去学方证，事半功倍。

经方很简单，很容易入手学习，没有繁杂理论，只要辨证准确，用上去就有疗效。任何时候都要牢记"漫言变化千般状，不外阴阳表里半"。掌握三个病位、两个病性，你就掌握了经方的核心理论体系。

我们学习《伤寒论》，是从原文入手，学习398条、113方，透过条文与方剂去学习背后的经方六经辨治体系，包括常见方证的应用，在六经辨治思维指导下去学习具体的条文和方证。

知其要者，一言而终，不知其要，流散无穷。所谓书越读越厚者，是启示读《伤寒论》时要举一反三、触类旁通、构建起体系。书越读越薄者，在体系的指导下去学习，就能执简驭繁，越学越简单。

漫言变化千般状，不外阴阳表里半

中医讲求辨证论治。

经方是辨六经论治，具体分为先辨六经继辨方证。

疑难杂症，为何疑难？就是诊断（辨证）不清，一旦辨证出来了，后面的治疗就简单了。西医也是如此，三甲医院的水平高，高在哪里？同样高在诊断水平上。对于初学者，70%的学习的精力乃至更多，要放在提高自己的辨证水平上来。

大家都想学一个方，学一些加减，可以包打天下，这样的想法是不现实的。每个方子都有它的适应证，遇到了方剂适应证的时候，你才能用这个方，一个方就相当于一个树桩，学习方剂，就有守株待兔的意思。我们要在六经辨治体系下去学习方证，这样才能构成一个天罗地网。

世间的疾病有千百万，每一个病种，按照现行教材来说都会归纳出几个常见证型，每个证型有一个代表方，还有很多加减变化，现代病种不断涌现，你又怎么能学得过来呢？肆虐的新型冠状病毒，就是一个新的病种、一个新的挑战，经方如何论治？

宋代大学士许叔微指出："大抵调治伤寒，先要明表里虚实。能明此四字，则仲景三百九十七法，可坐而定也。"经方的六经，本质是六个证。世间疾病都是由三个病位、两个病性构成，所以六经辨证，实际上治疗的是三个病位、两个病性。只要能够辨清楚三个病位、两个病性，掌握三个病位、两个病性的常用方药，就能治疗世间百病。这就是六经钤百病。

张仲景《伤寒杂病论》以六经辨证体系为代表，历代医家对仲景学说倍加推崇。仲景被称为医圣，六经也被誉为开万世之法门。

柯韵伯指出:"仲景之六经,为百病立法,不专为伤寒一科,伤寒杂病,治无二理,咸归六经之节制。"

俞根初曰:"以六经钤百病,为确定之总诀。"

陆九芝说:"学医从《伤寒》入手,始则难,继而大易;从杂症入手,始则易,继而大难。"

《医宗金鉴》说:"漫言变化千般状,不外阴阳表里间。"任何疾病的症状表现,按照六经辨证体系来看,病位离不开表、里、半表半里,病性离不开阴阳,这就是我们的辨证论治,以不变应万变。

方从法出,法随证立。关键在于证,辨证才能论治。辨证都辨错了,后面的立法、处方都是错误的。提高临床疗效的关键在于辨证准确。

三个病位：表、里、半

八纲辨证的两个病位表、里，是二分法。

六经辨证的三个病位表、里、半表半里，是三分法。

邪气在表，正邪交争就在表，就是表证，病位就在表，里证、半表半里证，以此类推。

人的体表与外界相接触，邪从外来，症状反应于体表的属于表证。

人体最内在的位置，不是五脏。从口到肛门的胃肠消化系统，才是人体最核心的部位，才是人体的里部，症状反应于胃肠消化系统、腹部的，是里证。

表里易判，除外表证、里证，非表非里的症状反应，即半表半里证。

两个病性：阴证、阳证

察色按脉先别阴阳，谨熟阴阳无与众谋，阴阳落到临床上，就是辨阴证、阳证。

阴证、阳证是二分法，把世间疾病一分为二，不是阴证就是阳证。

1.阴阳源自对自然界春夏秋冬、昼夜的观察

白天热、晚上冷，原因是白天有阳光（阳气实）、晚上没有阳光（阳气虚）。所以阳气的虚实决定了白天热、晚上寒，进而决定了白天是阳，晚上是阴。

2.取象比类，以张飞、林黛玉为例

张飞正气（阳气）足，机能亢奋有余，多热证，是阳证，发病就是三阳证。

林黛玉正气（阳气）虚，机能沉衰不足，多寒证，是阴证，发病就是三阴证。

落实在人体上，正气（阳气）的虚实，决定了寒证、热证，进而决定了是阴证还是阳证。

3.从治法角度来看

虚则补之、实则泻之。

虚证源自正气不足，用药物去扶助正气，或在扶正基础上祛邪。

实证源自正气足，用药物祛邪，不用扶正。

热者寒之、寒者热之。

热证是因为正气足，机能亢奋，用寒凉药物去抑制过于亢奋的功能。

寒证是因为正气虚，机能沉衰，用温热药物去振奋过于沉衰的功能。

胡希恕先生说：机体功能亢奋为阳证，机体功能沉衰不足为阴证。

机体正气足，则正邪交争有力，症状则表现为机体功能亢奋、有余，为阳证；机体正气不足，则无力抗邪，症状则表现为机体功能沉衰、不足，为阴证。所以正气的虚实决定阴阳，和胡老说的也是一致的。

正邪交争贯穿于疾病的始终，决定机体功能亢奋还是沉衰，取决于正气，而非邪气。正气实则热，正气虚则寒。正气的虚实决定了寒热状态，进而决定了阴证、阳证。

无论邪气的虚实，正气虚即虚证、阴证，正气实即实证、阳证。

虚实指的是正气的虚实

传统观点是，邪气盛则实，正气夺则虚，实指邪实，虚指正虚，实则攻之，虚则补之。

虚则补之，虚是正气虚，补正气。

实则攻之，虽然邪气实，正气也实，才能去攻之。如果邪实正虚，治法只能是扶正祛邪，不能单纯攻之。

因此，实是邪气实、正气也实，虚是正气虚。对于虚实，应更关注正气的虚实，通过正气的虚实来判断虚证、实证，进而判断阴阳，无须关注邪气的虚实。

《伤寒发微论》云："伤寒不问阴证阳证、阴毒阳毒，要之真气完壮者易医，真气虚损者难治，谚云伤寒多死下虚人，诚哉是言也！盖病患元气不固，真阳不完，受病才重，便有必死之道。何也？阳病宜下，真气弱则下之多脱，阴病宜温，真气弱则客热便生，故医者难于用药，非病不可治也，主本无力也。"

伤寒多死下虚人。伤寒只是诱发因素，是压死骆驼的最后一根草。死亡的根本原因是下虚。

扶正祛邪的治则，决定了中医治病的时候，不仅关注邪气（病原），要祛邪，更关注正气，虚则补之，或扶正祛邪。

气虚、阳虚的鉴别

气虚是阳虚的基础。在气虚基础上，见到恶寒或寒象如手足凉、下利清谷、小便清长、腹凉，得温缓解，即阳虚。

津虚、血虚的鉴别

津血同源。津虚、血虚、阴虚，属于阴分物质不足，脉多以细为主，因津血不足容易伴有虚热，常见脉细弱或细数等，舌淡或红，舌苔往往干或无苔。

在津液不足基础上，见到以下症状，属于血虚：

1. 心主血，心悸、心痛等。

2. 月经异常，如月经量少、痛经等。

3. 血不能荣养，如皮肤干燥、手足凉、唇淡而干、眼睑色白等。

4. 血不养神，如入睡难、眠浅易醒等。

阴证阳证的诊断标准

阴证、阳证共享一个诊断标准，非此即彼。

通过望闻问切，辨寒热、辨虚实，达到辨阴阳的目的，主要诊断要点：

望诊先观精气神，再问口渴与二便。

舌分阴阳看润燥，脉诊沉取是关键。

1. 望诊。望而知之谓之神，望诊不看形体，主要看内在精气神，阳证多亢奋，阴证多沉衰，比如少阴病的但欲寐。

2. 问口渴：热能伤津耗液，口渴多饮喜凉者为热证、阳证，不欲饮或喜热饮者为寒证、阴证。

3. 问二便：阳证者多大便干燥、小便黄赤等，阴证者多便溏、下利、小便清长、夜尿多等。

4. 舌诊：阳证多舌红苔燥，阴证多舌淡苔润滑。舌苔的润燥比黄白更重要，因为舌苔润燥反映了寒热，进而反映了阴阳。

5. 脉诊。脉沉取有力者为阳证。脉沉取无力则为阴证。正气（阳气）的虚实决定了寒热，决定了阴阳，因此更强调脉诊沉取有力者为实，为阳证，脉诊沉取无力者为虚，为阴证。

我们把上述五点作为辨别阴阳的诊断标准，整体把握，进而达到判断是阴证还是阳证的诊断目的。

阴证的治法：阴证的本质是正气虚，治法是扶正或扶正祛邪。

阳证的治法：阳证的本质是正气实，治法是祛邪不扶正。

正气包括气、血、阴、阳，经方体系下更看重阳气。因此，正气实（阳气实）就是阳证，正气虚（阳气虚）就是阴证。

表证诊断标准

正邪交争，症状反映于体表，即表证，表证的常见诊断标准为：

1.以麻黄汤证为典型代表的症状：发热、恶寒或恶风、身疼痛、不汗出、脉浮紧。

2.鼻部症状，如鼻塞、流鼻涕、打喷嚏。

3.遇风遇冷加重，晨起及秋冬季节加重。

4.四肢肌肉体表的疼、重、痒、肿，提示存在表证。

5.急性、外感、发热、四肢体表、呼吸系统疾病，需要高度关注有无表证。

里证诊断标准

正邪交争，症状反应于胃肠消化系统、腹部，即里证。

1. 大便的异常。如便质的异常（便硬、便溏等），排便频次的异常（便秘、下利）。

2. 小便的异常。如小便不利、尿频、小便短赤热痛等。

3. 月经的异常。如月经量异常、经期紊乱、痛经等。

4. 胃部的症状：纳差、呕吐、呃逆、胃胀、胃痛等。

5. 腹部的症状：腹痛、腹胀、腹凉，或者腹诊的异常，如拒按疼痛或喜温喜按等。

6. 脉诊：浮沉定表里，脉诊多沉，阳明病则脉沉滑数有力，太阴病则脉沉细弱无力。

临床上，只要见到胃肠道症状、腹部症状、月经异常为主症，就能确定是里证。病性属阳者为阳明病，病性属阴者为太阴病。

对于里证，要重视腹诊。因胃肠道在腹部，所以容易合并腹部症状，除了问诊腹部症状的腹胀、腹痛外，需要重视腹诊的应用。如见到心下（胃脘）的痞满，可以加以腹诊，感觉手下是濡软还是硬痛，见到腹痛，可以用腹诊去判断喜按还是拒按等。喜按为虚、拒按为实，通过虚实可以进一步诊断是阳证还是阴证，是阳明病还是太阴病。

半表半里证（少阳病、厥阴病）诊断标准

六经辨证体系下病位只有三个：表证、半表半里证、里证。半表半里是非表非里的独立病位。

1.半表半里的典型症状有：口苦、咽干、目眩，以及柴胡四大症的往来寒热、胸胁苦满、默默不欲饮食、心烦喜呕。其中胸胁苦满为标志性症状。

2.非典型的可以通过排除法，排除了表证、里证，即半表半里证。病性属阳者即少阳病，病性属阴者即厥阴病。

3.半表半里证，伴有寒象或阳虚，如便溏、尿频、腹凉、足凉等，即半表半里阴证的厥阴病，如柴胡桂枝干姜汤证，治法为寒热并治。虽然有气血津液不足，但无寒象或无阳虚者，仍属半表半里阳证的少阳病，如小柴胡汤。

三个病位的症状

表证多以体表症状为主。

里证多以腹部症状为主。

半表半里证多以胸胁部位症状为主。

六经的发热

表阳证太阳病：发热恶寒并见。

表阴证少阴病：自觉无热、恶寒，但实际可能有体温增高。

半表半里证：寒热往来，有阳虚者，为厥阴病。无阳虚者，为少阳病。

里阳证阳明病：但发热、不恶寒、反恶热，脉大有力。

里阴证太阴病：发热属于虚热，如气虚发热、阳虚发热、血虚发热、阴虚发热。

如何辨别少阴病、厥阴病、太阴病

张飞是典型的阳证代表，林黛玉是典型阴证代表，张飞生病多表现为三阳病，林黛玉生病多表现为三阴病。

林黛玉平常的状态，表现为乏力、怕冷、大便溏、小便清长，属于太阴病，如果林黛玉感冒，那就是少阴病。感冒的同时，如果还伴有大便、小便的异常，那就是少阴太阴合病。如果里证大小便还算正常，就是单纯的少阴病。

林黛玉如果这几天，吃辣的上火了，嗓子疼，有痘痘，口苦咽干，那就是厥阴病，上热下寒。因为不要忘了，林黛玉本身为阴证患者，虽然有上热，也是阴证基础上的上热。

因此从这个角度，阴证有上热，就是上热下寒的厥阴病，没有上热，那就是单纯的太阴病，如果感冒了，就是少阴病，同时又有里证表现，就是少阴太阴合病。

少阴病、厥阴病的治疗基础都是扶正、温阳，所以三阴病是以太阴病为底。阴证，有表证就是少阴病，有半表半里证就是厥阴病，无表证、无半表半里证，就是太阴病。

少阴病，实际上是少阴太阴合病。厥阴病，实际上是厥阴太阴合病。治疗少阴病后，表证已解，要继续从太阴病治疗。厥阴病治疗后，上热已清，要继续从太阴病治疗。

阴证、阳证不能合病，不是阴证就是阳证，所以阴证、阳证不能合病。临床常说的太阴阳明合病，主要针对的是痰饮水湿化热的情况，依然分为热重于湿、湿重于热，前者可归属于阳明病，如白虎加苍术汤，后者归属于太阴病，如五苓散。

经方辨治六步法

1. 详细而准确地采集四诊信息。

2. 判断病性，通过寒热、虚实判断阴证、阳证。

3. 判断病位。

4. 定六经。

5. 确定治则治法。

6. 细辨方证，求得方证相应而治愈疾病。

经方脉诊

脉诊是二分法，如脉浮、脉沉，是脉位；脉迟、脉数，是脉率；脉沉取有力、无力，是脉力；脉滑、脉涩，是流利度；结代脉是脉律。

望闻问切的目的是辨证。脉诊、舌诊的目的也是辨证。

经方的六经辨证，本质是辨三个病位、两个病性，因此要掌握三个病位、两个病性的脉象，反之就能通过脉诊定六经。

浮沉定表里，迟数定寒热，沉取有力无力定虚实。

在脉象上，阴证的脉是细弱无力，阳证的脉长大有力。简单说就是脉沉取有力为实，沉取无力为虚。脉实证实，即阳证。脉虚证虚，即阴证。

很多慢性疾病，没有寒热的表现，脉并无迟数。但生病的人，必然存在正气的虚实问题。张景岳说：虚实之要莫逃乎脉。所以通过脉的虚实，进而定虚实、阴阳。

举例：

《伤寒论》第 394 条：伤寒差[1]以后，更发热，小柴胡汤主之。脉浮者，以汗解之，脉沉实者，以下解之。

条文以发热为例，通过脉浮、脉沉、脉不浮不沉来判定发热的病位。解读如下：伤寒差以后，更发热。脉浮者，病在表，以汗解之；脉沉实者，病在里，以下解之。脉不浮不沉者，非表非里，病在半表半里，和解之，小柴胡汤主之。

---

[1] 差：《伤寒论》原文为差，即瘥，下同。

经方舌诊

舌诊，更重要在于辨阴阳，即辨寒热、辨虚实、辨痰饮水湿。

虚证、寒证，即阴证：多舌淡苔白润。

实证、热证，即阳证：多舌红苔燥。

痰饮水湿归属于阴证，多舌胖大齿痕、苔润腻滑。

热盛伤津液，热证多苔燥，寒证多苔润。舌苔的颜色不重要，舌苔的润燥更重要。

六经治法及代表方剂

方从法出、法随证立，先辨证再论治。具体到六经辨证，就是先辨六经继辨方证，求得方证相应而治愈疾病。治法源自辨证，重要性大于方药，要在六经、八法的体系下学习方药，见表4。

表4 六经治法及代表方剂表

	阳证（热证、实证）本质是正气（阳气）足所致机体功能亢奋有余治法为祛邪不扶正	阴证（寒证、虚证）本质是正气（阳气）虚所致机体功能沉衰不足治法为扶正、扶正祛邪
表（汗）	太阳病 治法：发汗（解表） 1. 表实：麻黄汤、葛根汤 2. 表相对虚：桂枝汤、桂枝加葛根汤	少阴病 治法：补法＋发汗（扶正解表）。 1. 阳虚外感：麻黄附子甘草汤、桂枝加附子汤、再造散 2. 气虚外感：桂枝新加汤、参苏饮 3. 阴虚外感：加减葳蕤汤 4. 血虚外感：葱白七味饮
半表半里（和）	少阳病 治法：和法 代表方：小柴胡汤、四逆散	厥阴病 治法：和法之中兼有温阳 代表方药：柴胡桂枝干姜汤、乌梅丸、半夏泻心汤
里（吐、下）	阳明病 治法：吐、下、清。 代表方药： 1. 邪实在胃：吐法，瓜蒂散。 2. 邪实在肠（或实热）：下法，大黄承气汤。 3. 无形之热：热则寒之（清法）石膏、芩连柏、栀子	太阴病 治法：补（扶正、扶正祛邪）。 代表方药： 1. 虚寒：温阳散寒，姜桂附吴茱萸。 2. 虚热：补虚以涵热，如阴虚内热的六味地黄丸，阳虚发热的四逆汤，气虚发热的补中益气汤，血虚发热的四物汤。 3. 实寒：温阳散寒基础上祛邪，如大黄附子汤

胡希恕先生简介

胡希恕（1898—1984），生于辽宁省沈阳市，是我国近代著名中医经方临床家、教育家，被日本中医界赞誉为"中国有独特理论体系的、著名的《伤寒论》研究者、经方家"。

胡希恕青年时拜清末进士、名医王祥征为师学习中医，于1919年参加沈阳市政公所中医考试，获取中医士证书并个体行医，后于1931年在北京个体行医，与陈慎吾、谢海洲等老中医办学，传播中医学术。1952年经北京市卫生局（现北京市卫生和计划生育委员会，下同）批准，开设北京私立中医学校。

1958年胡希恕调任至北京中医学院（现北京中医药大学）任内科教授、附属医院学术委员会顾问。刘渡舟评曰："每当在病房会诊，群贤齐集，高手如云，惟先生能独排众议，不但辨证准确无误，而且立方遣药，虽寥寥几味，看之无奇，但效果非凡，常出人意外，此皆得力于仲景之学也。"

20世纪60年代所做《伤寒的六经论治与八纲的关系》报告，《人民日报》给予高度评价，认为是"历代医家缺乏论述的难题"。日本中医界也称赞胡希恕是"中国有独特理论体系的、著名的《伤寒论》研究者、经方家"。

胡希恕经方医学的核心特点

因为胡希恕经方医学，因为冯世纶教授的传承和教诲，我们才能简单地、有体系地学习经方，学习六经辨证，饮水思源，所以我们始终感恩胡希恕先生和冯世纶先生。

1.《伤寒论》代表的经方医学体系，不同于《内经》代表的医经体系。

经方用的是六经辨证，《内经》用的是脏腑辨证，是两个体系，因此不能用《内经》的理论来解释伤寒，要用《伤寒论》的条文来解读条文，前后互参、始终理会，这才是最好的解读，最贴切仲景的原意。所以胡希恕先生强调不要戴着《内经》的有色眼镜。

2.六经来自八纲，六经实质是表、里、半表半里三个病位上，各有阴阳，即六个证——三阴三阳。

在《伤寒论》中有大量的阴阳辨证、表里辨证、寒热辨证、虚实辨证的内容。仲景在表里辨证的基础上加入半表半里证，表证有阴阳，里证有阴阳，半表半里证同样有阴阳，这样从八纲发展形成了六经，因此六经来自八纲。辨六经的过程就是辨八纲，辨八纲就是在辨六经，所以我们常说六经八纲体系。

3.临床先辨六经继辨方证，求得方证相应而治愈疾病，辨方证是辨证论治的尖端。

经方是中医的辨治体系之一，仍然遵循中医学的整体观念、辨证论治的两大基本原则，临床思维是先辨六经，也就是诊断，再辨方证。方从法出、法随证立，方证相应才能取效，临床中六经辨证准确只是第一步，比如太阳病辨证出来了，但发汗的法和方也需要精准化，是辛温发汗还是调和营卫发汗？如麻黄汤证用了桂枝汤，或者桂枝汤证用了麻黄汤，都不合适，因此辨方证同样很重要，辨方证是辨证论治的尖端。

方药不在多，而在体系

胡希恕先生：或有人要问：经方虽验，但为数太少，又何足以应万变之病？诚然，病证多变，若为每证各设一方，即多至千万数，恐亦难足于用。

须知，经方虽少，但类既全而法亦备。类者，即为证的类别；法者，即适证的治方，若医者于此心中有数，随证候之出入变化，或加减，或合方，自可取用不尽。

山不在高，有仙则名，水不在深，有龙则灵。方药不在多，有体系则灵。

刘渡舟教授在《经方传真》的序言中写道："每当在病房会诊，群贤齐集，高手如云，惟先生能独排众议，不但辨证准确无误，而且立方遣药，虽寥寥几味，看之无奇，但效果非凡，常出人意外，此皆得力于仲景之学也。"

我们说胡希恕先生的水平高，高在哪里呢？胡老为什么疗效好？是胡老开出来的方子，别的老先生不会吗？不是的，而是别的先生没有胡老辨证准确而已。取效的关键和前提是辨证准确无误，这才是关键。

目前学习也是充满着浮躁，大家都爱听故事，爱听某某经验，忽视了辨证，忽视了经方体系的构建，学到的只是零散的不成系统的、就像麻线穿不起来的豆腐一样的零散临证经验，松垮而不实在。因此大家的学习重点应该放在基础上，放在如何提高经方的辨证准确度上，反复去强化辨阴阳、辨表里，而不是总想去学个一招半式，学个特效方、特效药。

世上不存在什么特效方、特效药，只要方证相应，任何方药都可以是特效方、特效药。

把条文当作张仲景医案来看

《伤寒论》的很多条文，我们可以将其当作张仲景的一个医案，很典型，仲景就给记录下来了。比如第35条"太阳病，头痛发热，身疼腰痛，骨节疼痛，恶风无汗而喘者，麻黄汤主之"。

来了一个患者，仲景一看，具有发热、恶风、身疼痛、无汗，而且疼痛很典型，说明表实，表郁遏的程度比较重，汗出不来，疼痛才典型，因为没有汗，所以我们可以推测此时的脉是浮紧有力的。这是典型表证。所以治法就是发汗，而发汗作用最大的是麻黄，发汗作用最大的方剂是麻黄汤，所以仲景就用麻黄汤来发汗解表。

至于喘，不是必然证，可以有也可以没有，喘的原因也是表不解，气机郁闭，影响到肺的宣发肃降了，会出现喘，当然也会有咳嗽。因此咳嗽、喘，在表证的时候，病机都是一样的，都是肺气宣降失常所致，治病必求其本，把表证解决了，咳嗽、喘自然就缓解了。

如果不解表，只是强力镇咳，是治标不治本。所以有没有咳嗽和喘，不影响我们诊断麻黄汤证以及应用麻黄汤。需要注意，有表证的喘，可以用麻黄，如小青龙汤，还有《金匮要略》的射干麻黄汤、厚朴麻黄汤，都有麻黄，提示我们需要注意，临床上见到咳嗽、喘的患者，一定要看有没有表证。有表证就要从表论治，除此之外，水饮所致咳喘也很常见。

下

篇

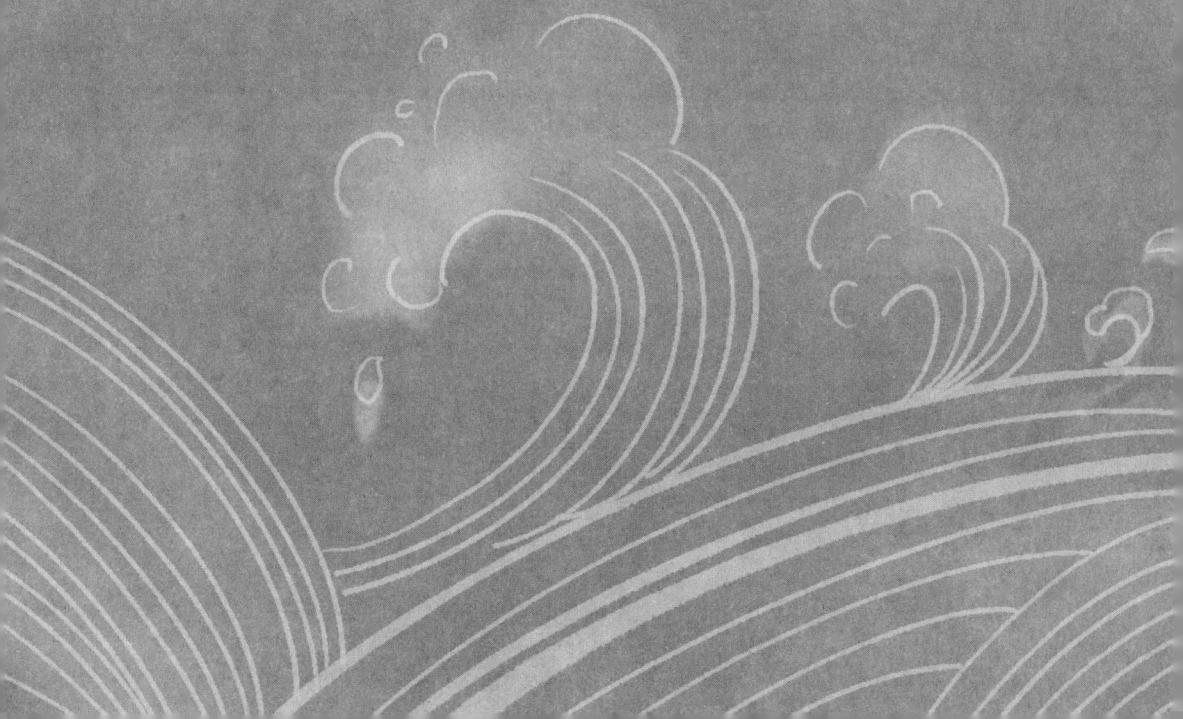

一、太阳病的诊断、治法、方证

（一）重点条文

第1条：太阳之为病，脉浮、头项强痛而恶寒。

第2条：太阳病，发热，汗出，恶风，脉缓者，名为中风。

第3条：太阳病，或已发热，或未发热，必恶寒，体痛，呕逆，脉阴阳俱紧者，名为伤寒。

第58条：凡病若发汗、若吐、若下、若亡血、亡津液，阴阳自和者，必自愈。

（二）太阳病的诊断标准

表证＋阳证。符合表证诊断标准，同时正气不虚，脉不弱，即表阳证的太阳病。

太阳病分为中风、伤寒。中风就是桂枝汤证，以汗出、脉浮缓（浮弱）为主症。伤寒就是麻黄汤证，以无汗、脉浮紧为主症。

（三）太阳病的治法及方药

治法是解表发汗。

仲景常用药：麻黄、桂枝、葛根、生姜、葱白。

时方常用药：羌活、独活、荆芥、防风、苏叶、藿香等。

仲景常用方：麻黄汤、桂枝汤、桂枝加葛根汤、葛根汤、桂枝麻黄各半汤、桂枝二麻黄一汤等。

时方常用方：九味羌活汤、荆防败毒散、葱豉汤等。

1. 桂枝汤

【条文】

第 12 条：太阳中风，阳浮而阴弱。阳浮者，热自发，阴弱者，汗自出。啬啬恶寒，淅淅恶风，翕翕发热，鼻鸣干呕者，桂枝汤主之。

第 13 条：太阳病，头痛，发热，汗出，恶风，桂枝汤主之。

第 16 条：太阳病三日，已发汗，若吐，若下，若温针，仍不解者，此为坏病，桂枝不中与之也。观其脉证，知犯何逆，随证治之。桂枝本为解肌，若其人脉浮紧，发热汗不出者，不可与之也。常须识此，勿令误也。

第 24 条：太阳病，初服桂枝汤，反烦不解者，先刺风池、风府，却与桂枝汤则愈。

第 42 条：太阳病，外证未解，脉浮弱者，当以汗解，宜桂枝汤。

第 44 条：太阳病，外证未解，不可下也，下之为逆，欲解外者，宜桂枝汤。

第 45 条：太阳病，先发汗不解，而复下之，脉浮者不愈。浮为在外，而反下之，故令不愈。今脉浮，故在外，当须解外则愈，宜桂枝汤。

第 53 条：病常自汗出者，此为荣气和，荣气和者，外不谐，以卫气不共荣气谐和故尔。以荣行脉中，卫行脉外。复发其汗，荣卫和则愈。宜桂枝汤。

第 54 条：病人脏无他病，时发热、自汗出，而不愈者，此卫气不和也。先其时发汗则愈，宜桂枝汤。

第 95 条：太阳病，发热汗出者，此为荣弱卫强，故使汗出，欲救邪风者，宜桂枝汤。

第 57 条：伤寒发汗已解，半日许复烦，脉浮数者，可更发汗，宜桂枝汤。

第 234 条：阳明病，脉迟，汗出多，微恶寒者，表未解也，可发汗，宜桂枝汤。

第 276 条：太阴病，脉浮者，可发汗，宜桂枝汤。

第 15 条：太阳病，下之后，其气上冲者，可与桂枝汤。方用前法。若不上冲者，不得与之。

第 17 条：若酒客病，不可与桂枝汤，得之则呕，以酒客不喜甘故也。

第 19 条：凡服桂枝汤吐者，其后必吐脓血也。

第 387 条：吐利止，而身痛不休者，当消息和解其外，宜桂枝汤小和之。

方药组成

桂枝三两，去皮　芍药三两　甘草二两，炙　生姜三两，切　大枣十二枚，擘

上五味，㕮咀三味，以水七升，微火煮取三升，去滓，适寒温，服一升。服已，须臾，啜热稀粥一升余，以助药力，温覆令一时许，遍身漐漐微似有汗者益佳，不可令如水流漓，病必不除。若一服汗出病差，停后服，不必尽剂。若不汗，更服，依前法。又不汗，后服小促其间，半日许，令三服尽。若病重者，一日一夜服，周时观之，服一剂尽，病证犹在者，更作服。若汗不出，乃服至二三剂。禁生冷、粘滑、肉面、五辛、酒酪、臭恶等物。

【方解】

桂枝、生姜辛温发汗解表，芍药、炙甘草、大枣补益津气，共同发挥微微发汗解表不伤津液的治疗作用，即调和营卫。

【六经方证要点】

1. 太阳病，中风证，表证相对轻、津液相对虚。

2. 主症表现：发热、恶风、汗出、脉浮缓或脉浮弱为特点，是调和营卫的代表方。

3. 核心症状为：表证有汗出、脉浮缓或浮弱。有汗出说明邪气有出路，表证相对轻。脉浮缓或浮弱，说明津液相对虚。

4. 桂枝汤证相对于麻黄汤证为虚，体质偏弱的人外感更容易表现为桂枝汤证。

5. 表证解表发汗后，有汗出但表证未解，属于桂枝汤证，微微发汗解表不伤津液。

【临床应用注意事项】

1. 太阳病分为中风、伤寒。中风证就是桂枝汤证，伤寒证就是麻黄汤证。

2. 麻黄汤与桂枝汤证鉴别要点：麻黄汤表实，以发热、无汗、身体疼痛、脉浮紧为主症。桂枝汤表相对虚，以发热、有汗出、脉浮缓或浮弱为主症。

3. 虽然脉浮缓或浮弱，有津液不足的表现，是相对于麻黄汤证而言为虚，但仍属于阳证的太阳病。

4. 如果表证重，表现为无汗、身体疼痛、脉浮紧者，属于麻黄汤证，不适合用桂枝汤。

5. 桂枝汤本身发汗力度弱，主要在于桂枝、生姜，需要强调辅汗法的应用。

6. 辅汗法：辅助达到汗出的方法，可以调节方药发汗力度的大小，如趁热服药、啜热稀粥、温覆、不汗更服。桂枝汤发汗力量小，可以多加辅汗法。麻黄汤发汗力量大，可以少用辅汗法。

7. 桂枝汤中桂枝、甘草温阳，芍药、甘草、大枣补益津气，如果不配合辅汗法，发汗力度弱，也可发挥温补作用，也常用于治疗太阴病。所以桂枝汤配合辅汗法可治疗太阳病，不加辅汗法，可以治疗太阴病虚寒证，小建中汤的底方即桂枝汤。

8. 如果桂枝汤证伴有脉弱无力，陷入于阴证，即少阴病，需要合入扶正药，气虚加人参或黄芪，阳虚加附子。

9.桂枝汤证基础上，伴有项背强几几，加葛根，即桂枝加葛根汤；如有咳、喘，存在痰饮水湿，可加厚朴、杏仁苦温利湿平喘，即桂枝加厚朴杏子汤。

2. 麻黄汤

【条文】

第 35 条：太阳病，头痛发热，身疼腰痛，骨节疼痛，恶风无汗而喘者，麻黄汤主之。

第 46 条：太阳病，脉浮紧，无汗，发热，身疼痛，八九日不解，表证仍在，此当发其汗。服药已微除，其人发烦目瞑，剧者必衄，衄乃解。所以然者，阳气重故也。麻黄汤主之。

第 47 条：太阳病，脉浮紧，发热，身无汗，自衄者愈。

第 55 条：伤寒脉浮紧，不发汗，因致衄者，麻黄汤主之。

第 51 条：脉浮者，病在表，可发汗，宜麻黄汤。

第 52 条：脉浮而数者，可发汗，宜麻黄汤。

第 232 条：脉但浮，无余证者，与麻黄汤。若不尿，腹满加哕者，不治。

第 36 条：太阳与阳明合病，喘而胸满者，不可下，宜麻黄汤。

第 235 条：阳明病，脉浮，无汗而喘者，发汗则愈，宜麻黄汤。

方药组成

麻黄三两，去节　桂枝二两，去皮　甘草一两，炙　杏仁七十个，去皮尖

上四味，以水九升，先煮麻黄，减二升，去上沫，内诸药，煮取二升半，去滓，温服八合。覆取微似汗，不须啜粥，余如桂枝法将息。

【方解】

麻黄、桂枝，辛温发汗解表。

杏仁配合麻黄解表发汗，宣降气机，有助于改善呼吸道症状，如咳嗽、气喘等。

把麻黄汤看作一个整体，是辛温发汗峻剂，通过发汗达到解表祛邪的治疗目的。

【六经方证要点】

1. 太阳病，表实阳证，病位在表，正气不虚。其是辛温解表发汗的代表方剂。

2. 常见典型症状表现为：发热、恶寒、身疼痛、不汗出、脉浮紧。以无汗、脉浮紧为主症，舌淡不红，苔润不干。

3. 常见鼻塞、流鼻涕、喷嚏等鼻部症状。

4. 麻黄汤证的身体疼痛症状明显，常见头痛，典型者可周身关节疼痛，如条文描述的身疼腰痛、骨节疼痛。

5. 可伴有体表水肿，如常见于肾性水肿。

【临床应用注意事项】

1. 太阳病分为太阳中风、太阳伤寒，代表方证分别是桂枝汤、麻黄汤。

2. 太阳病是表证，分为有汗出、无汗出，有汗出的表证多用桂枝汤方，无汗出的表证多用麻黄汤方。

3. 麻黄汤是辛温解表发汗的代表，服药后辛温加速气血循行、体温增高而汗出，可以当作兴奋剂。如果有里热，麻黄、桂枝辛温会加重里热，所以用麻黄汤的时候，必须无明显里热。如果有里热，可加入生石膏，即大青龙汤方证。

4. 呼吸系统疾病常见表证，急性起病的呼吸系统疾病需要鉴别是否存在麻黄汤证。呼吸科常用麻黄剂，因为呼吸系统的咳、痰、喘常伴有表证，比如哮喘、慢性阻塞性肺疾病急性加重期，往往是外感诱发，因此常用麻黄剂解表。慢性期因为无表证，则不用麻黄剂。

5. 麻黄平喘，主要是表证的喘。如果非表证的喘，麻黄是不能解决的。

6. 麻黄利水，也是见于表证的水饮，水肿在体表，用麻黄、麻黄汤去发汗解表，表证解了，伴随的体表水肿也自行消退，但不能说麻黄利水、利尿。

7.麻黄汤的治疗目的是辛温解表发汗，需要仔细交代患者，趁热服药、服药后覆取微似汗，也可啜热稀粥，无热稀粥者可啜饮热水，若不汗更服，依前法，总之要达到遍身微微汗出，不能大汗出，如果汗出表解，要停药。

8.老年男性前列腺肥大者，服麻黄剂后有尿潴留风险，属于小便不利，也是麻黄发汗伤津液的表现，可以用其他解表药物替代。

9.如果有里热，加生石膏，如大青龙汤。有湿邪，加苍术，如麻黄加术汤、越婢加半夏汤等。阳虚者加附子，即麻黄附子甘草汤、麻黄附子细辛汤。若麻黄汤证基础上，见到项背强几几，可加葛根。表证相对轻，以咳喘为主症，去掉桂枝，即三拗汤。

10.麻黄解表，常用剂量在 10g ～ 15g。

※ 附：桂枝汤、麻黄汤的鉴别要点

太阳病分为中风、伤寒，即有汗出的太阳病、无汗出的太阳病，也就是桂枝汤证、麻黄汤证。

桂枝汤证的常见特点就是发热、恶风、有汗出、脉浮缓。

麻黄汤证的常见特点是发热、恶寒、身疼痛、不汗出、脉浮紧。

鉴别点见表 5。

表 5　太阳病麻黄汤、桂枝汤方证鉴别

中风	发热、恶风	汗出	-	脉浮缓	调和营卫	桂枝汤
伤寒	发热、恶寒	不汗出	身疼痛	脉浮紧	辛温解表	麻黄汤

上述症状特点，也可以说是诊断要点。

其中麻黄汤、桂枝汤两证最大的鉴别点在于有无汗出，有汗是桂枝汤证、无汗是麻黄汤证。因为无汗，津液相对充足，所以身疼痛、脉浮紧，因为有汗，津液有所丢失，所以脉浮缓或浮弱，身疼痛症状不明显。

3. 桂枝加葛根汤

第14条：太阳病，项背强几几，反汗出恶风者，桂枝加葛根汤主之。

⬡ **方药组成** ⬡

葛根四两　麻黄三两，去节　芍药二两　生姜三两，切　甘草二两，炙　大枣十二枚，擘　桂枝二两，去皮

上七味，以水一斗，先煮麻黄、葛根，减二升，去上沫，内诸药，煮取三升，去滓。温服一升，覆取微似汗，不须啜粥，余如桂枝法将息及禁忌。

【方解】

桂枝加葛根汤，即桂枝汤加葛根，本方并无麻黄。

桂枝汤微微发汗不伤津液。葛根凉润，增强局部解表、解肌作用，针对项背强几几，即项背部肌肉紧张拘挛甚至疼痛。

【六经方证要点】

1. 太阳病。本方辛温解表发汗，也是太阳病的代表方。

2. 在桂枝汤证基础上伴有项背强几几，或局部的身体疼痛，如背痛、腰痛者，皆可加葛根。

【临床应用注意事项】

1. 桂枝加葛根汤方后注"覆取微似汗，不须啜粥，余如桂枝法将息及禁忌"，也是在强调解表发汗、给邪以出路，服用本方后，也可配合辅汗法，微微汗出。

2. 桂枝加葛根汤中葛根是四两，葛根的解表力量相对比较弱，临床常用剂量常在24g ～ 30g。

4. 葛根汤

第 31 条：太阳病，项背强几几，无汗恶风，葛根汤主之。

第 32 条：太阳与阳明合病者，必自下利，葛根汤主之。

方药组成

葛根四两　麻黄三两，去节　桂枝二两，去皮　生姜三两，切　甘草二两，炙　芍药二两　大枣十二枚，擘

上七味，以水一斗，先煮麻黄、葛根，减二升，去白沫，内诸药，煮取三升，去滓，温服一升，覆取微似汗，余如桂枝法将息及禁忌，诸汤皆仿此。

【方解】

桂枝汤加麻黄，辛温发汗解表。

再加葛根增强局部解表、解肌作用，针对项背强几几。

【六经方证要点】

1.太阳病，葛根汤辛温解表发汗，也是太阳病的代表方。

2.在麻黄汤证基础上伴有项背强几几，或身体疼痛明显，如背痛、腰痛者，皆可加葛根或用葛根汤，

3.葛根汤常见于阳证患者的外感。麻黄汤加葛根，近似于葛根汤。

【临床应用注意事项】

1.麻黄、桂枝偏温，葛根偏凉，属于滋润的解表药物，解表发汗也弱于麻黄、桂枝，后世用葛根，常用于以下 3 个情况：

（1）项背强几几。

（2）下利伴有表证不解，解表优先考虑葛根，而不是麻黄。

（3）麻疹的时候，葛根偏凉润，表证不重的时候，用葛根解表出疹而不助热，代表方如升麻葛根汤等。

2. 葛根汤中葛根是四两，葛根的解表力量相对比较弱，临床常用剂量 24～30g。

3. 葛根汤方后注："覆取微似汗，余如桂枝法将息及禁忌，诸汤皆仿此。"也是在强调解表发汗、给邪以出路。服用本方后，也可配合辅汗法，微微汗出。

4. 太阳阳明合病的方证比较多，如大青龙汤方证、麻杏石甘汤方证。太阳阳明合病不是必须有下利。

5. 阳明病的下利，需要清热燥湿止利，常用黄芩、黄连。阳明病下利，伴有表证不解，即太阳阳明合病下利。治疗分为三种情况：

（1）表证重，里热轻，葛根汤去解表，表证解了下利自然就能缓解。如果表证解了，依然下利，再从阳明病论治即可。

（2）表证重，里热也重，用葛根汤加黄芩、黄连。

（3）表证轻，里热重，就用葛根芩连汤，葛根解表，芩连清热燥湿止利。

6. 葛根汤与麻黄汤鉴别。在麻黄汤证基础上见到局部表证更重，如项背强几几、背痛、腰痛，用葛根汤。

7. 与桂枝加葛根汤鉴别。桂枝加葛根汤没有麻黄，桂枝汤基础之上见到项背强几几，加葛根就是桂枝加葛根汤，再加麻黄就是葛根汤。两个方证之间的鉴别要点，就是有无汗出。在项背强几几基础上，有汗、表证相对比较轻，用桂枝加葛根汤。没有汗、表证比较重，用葛根汤。

葛根汤与桂枝加葛根汤两方证鉴别见表 6。

表6　葛根汤与桂枝加葛根汤两方证鉴别

症状异同				方剂	基础方	麻黄
太阳病	项背强几几	反汗出	恶风	桂枝加葛根汤	桂枝加葛根汤	——
		无汗		葛根汤		麻黄三两

5.桂枝麻黄各半汤、桂枝二麻黄一汤

第23条：太阳病，得之八九日，如疟状，发热恶寒，热多寒少，其人不呕，清便欲自可，一日二三度发。脉微缓者，为欲愈也；脉微而恶寒者，此阴阳俱虚，不可更发汗、更下、更吐也；面色反有热色者，未欲解也，以其不能得小汗出，身必痒，宜桂枝麻黄各半汤。

桂枝一两十六铢，去皮　芍药　生姜切　甘草炙　麻黄各一两，去节　大枣四枚，擘　杏仁二十四枚，汤浸，去皮尖及两仁者

上七味，以水五升，先煮麻黄一二沸，去上沫。内诸药，煮取一升八合，去滓，温服六合。本云，桂枝汤三合，麻黄汤三合，并为六合，顿服。将息如上法。

第25条：服桂枝汤，大汗出，脉洪大者，与桂枝汤，如前法。若形似疟，一日再发者，汗出必解，宜桂枝二麻黄一汤。

桂枝一两十七铢，去皮　芍药一两六铢　麻黄十六铢，去节　生姜一两六铢，切　杏仁十六个，去皮尖　甘草一两二铢，炙　大枣五枚，擘

上七味，以水五升，先煮麻黄一二沸，去上沫，内诸药，煮取二升，去滓，温服一升，日再服。本云，桂枝汤二分，麻黄汤一分，合为二升，分再服。今合为一方，将息如前法。

【方解】

麻黄汤解表，发汗力量大，桂枝汤调和营卫，发汗力量小。

桂枝麻黄各半汤、桂枝二麻黄一汤皆是解表发汗剂。

从剂量换算来看，桂枝麻黄各半汤实际是麻黄汤、桂枝汤各取1/3剂量合在一起，比例是1∶1，发汗力量大于桂枝汤，小于麻黄汤，适用于表证介于麻黄汤证与桂枝汤证之间。

桂枝二麻黄一汤是取桂枝汤2份、麻黄汤1份组成，辛温解表发汗力量小于桂枝麻黄各半汤，大于桂枝汤。

【六经方证要点】

桂枝麻黄各半汤方证、桂枝二麻黄一汤方证属于太阳病，解表发汗。

两个方解表发汗力量大于桂枝汤，小于麻黄汤方。

二方是辛温解表发汗，可认为在桂枝汤基础上，其表证相对偏重，无里热证。

桂枝麻黄各半汤证表证重于桂枝汤证，较麻黄汤证轻，在桂枝汤证基础上，常见发热恶寒、热多寒少、汗出少、身痒，脉浮偏紧。

桂枝二麻黄一汤证的表证重于桂枝汤证，较桂枝麻黄各半汤证轻。

【临床应用注意事项】

1. 注意判断表证的轻重，决定发汗力度的大小。

2. 发汗力量最大的方是麻黄汤，发汗解表力量最小的方是桂枝汤，我们在麻黄汤、桂枝汤之间，可以通过调整二方的比例，达到一个合适的解表力量。

3. 假设以数字代表方证的轻重、解表发汗力度的大小：

1分表证，表证最轻，用桂枝汤。

10分表证，表证最重，用麻黄汤。

5分的表证，介于1分和10分之间，用桂枝麻黄各半汤。

3分的表证，解表力度需要大于1分表证的桂枝汤，小于5分表证的桂枝麻黄各半汤，用桂枝二麻黄一汤。

同理，存在7分的表证，解表力度需要小于10分表证的麻黄汤，大于5分表证的桂枝麻黄各半汤，用桂枝一麻黄二汤（论中并无本方，但实际存在本方证）。

发汗力量大小分别是：桂枝汤＜桂枝二麻黄一汤＜桂枝麻黄各半汤＜桂枝一麻黄二汤＜麻黄汤

4. 第23条"以其不能得小汗出，身必痒"，身痒属于表证，因为不能得小汗出，通过发汗解表的方法治疗身痒。临床上胡希恕先生、冯世纶教授常用桂枝汤加荆芥、防风，替代桂枝麻黄各半汤、桂枝二麻黄一汤。

5.适当配合辅汗法，如热服、啜热稀粥、温覆、若不汗更服依前法等。表证已解则停药。

二、少阴病的诊断、治法、方证

（一）重点条文

第 281 条：少阴之为病，脉微细，但欲寐也。

第 20 条：太阳病，发汗，遂漏不止，其人恶风，小便难，四肢微急，难以屈伸者，桂枝加附子汤主之。

第 62 条：发汗后，身疼痛，脉沉迟者，桂枝加芍药生姜各一两人参三两新加汤主之。

第 302 条：少阴病，得之二三日，麻黄附子甘草汤微发汗。以二三日无证，故微发汗也。

（二）少阴病的诊断标准

表证＋阴证。符合表证诊断标准，同时正气虚，脉弱，即表阴证的少阴病。

提纲条文的"脉微细，但欲寐"，都说明机体功能沉衰不足。

（三）少阴病的治法及方药

少阴病的治法：扶正＋汗法，扶正祛邪，扶正基础上解表发汗。

少阴病的本质是表阴证，阴证本质是正气不足，具体分为气虚、血虚、阴虚、阳虚，故治法分为：温阳解表、益气解表、养血解表、滋阴解表等。

在麻黄、桂枝、葛根、生姜、葱白解表发汗基础上，阳虚加附子，气虚加人参或黄芪，血虚加地黄、当归，阴虚加芍药、麦冬等。

少阴病的常用药：

解表常用麻黄、桂枝、葛根、生姜、葱白等。

扶正常用药，气虚用生黄芪、人参，阳虚用附子，阴虚、血虚用熟地黄、当归、白芍、麦冬等。

少阴病的常用方：

仲景常用方：桂枝加附子汤、麻黄附子甘草汤、桂枝加芍药生姜各一两人参三两新加汤等。

时方常用方：参苏饮、人参败毒散、再造散、葱白七味饮、加减葳蕤汤等。

太阳病与少阴病鉴别点见表7。

表7　太阳病、少阴病鉴别

	发热特点	平素体质	脉	舌	病机	诊断	治法	注意事项	代表方
太阳病	发热恶寒	体质偏实，如张飞体质	脉相对有力	舌质、舌苔相对正常	正气相对足，正邪交争有力	实证、阳证	辛温解表	发汗	麻黄汤、桂枝汤
少阴病	无热恶寒（低热或无热）	体质偏虚、阳虚，如林黛玉体质	脉无力（脉微细）	舌淡嫩苔白润	正虚，正气无力抗邪	虚证、阴证	辛温解表＋温阳	微发汗	麻黄附子甘草汤、桂枝加附子汤

备注：发热、恶寒，都是患者的自我感觉。

6. 麻黄附子甘草汤

第 302 条：少阴病，得之二三日，麻黄附子甘草汤微发汗。以二三日无证，故微发汗也。

方药组成

麻黄二两，去节　甘草二两，炙　附子一枚，炮，去皮，破八片

上三味，以水七升，先煮麻黄一两沸，去上沫，内诸药，煮取三升，去滓，温服一升，日三服。

【方解】

麻黄发汗解表，针对的是表证。

附子温阳扶正，针对的是阴证。

麻黄附子甘草汤，针对的是表阴证的少阴病，温阳扶正解表祛邪。

【六经方证要点】

1. 少阴病。本方温阳扶正、解表发汗。表证相对重，表现为无汗。

2. 常见于阳虚证患者的外感，如平素阳虚、恶寒、脉弱的患者感冒，出现了发热、身体肌肉关节疼痛、鼻部症状，无明显汗出，用麻黄附子甘草汤。

3. 表证的时候，如果脉弱无力，手足冰凉或平素恶寒者，需要温阳。如果无汗，用本方。如果有汗，用桂枝加附子汤。

【临床应用注意事项】

1. 少阴病是病位在表，所以治法是解表发汗。病性为阴证，阳虚，需要加入附子温阳扶正。如果不加附子，则因正虚无力祛邪而表证不解。

2. 少阴病本身是阴证，津液不足，应用本方注意发汗的力度，避免过于发汗、发大汗，强调微微发汗，祛邪不伤正气、不伤津液。本方麻黄的剂量是二两，比麻黄汤中麻黄的剂量三两要小。

3.麻黄汤中有麻黄、甘草,四逆汤中有附子、甘草,如果表证相对比较重,也可以用麻黄汤解表。阳虚明显,也可用四逆汤温阳。麻黄附子甘草汤也可以看作麻黄汤合四逆汤的简方。

4.阳证的时候正气充足,正邪交争于表,能够持续一段时间,而表阴证的正气不足,无力抗邪导致邪气将很快入里,所以表阴证的表证时间窗口短,需要积极治疗,否则表证容易传变为里证的太阴病。

5.如果有汗出,表证相对轻,不用本方。

6.麻黄常用剂量 10g ～ 12g。可以配合辅汗法,如啜热稀粥、温覆、不汗更服,用辅汗法调节发汗力度的大小。

7. 麻黄细辛附子汤

第301条：少阴病，始得之，反发热，脉沉者，麻黄细辛附子汤主之。

方药组成

麻黄二两，去节　细辛二两　附子一枚，炮，去皮，破八片

上三味，以水一斗，先煮麻黄，减二升，去上沫，内诸药，煮取三升，去滓，温服一升，日三服。

【方解】

麻黄发汗解表，针对的是表证。

附子温阳扶正，针对的是阴证。

细辛温化寒饮，针对在里的寒性水饮。

【六经方证要点】

1.少阴太阴合病，有阴证的外邪里饮，少阴病兼寒性水饮内停。麻黄细辛附子汤温阳扶正解表发汗，兼以温化寒饮，是治疗少阴太阴合病的代表方。

2.麻黄附子甘草汤方证基础上，伴有流清涕、咳白稀痰、苔润滑。

3.常见于阴证患者的外感，如平素阳虚、恶寒、脉弱的患者感冒，出现了发热、身体肌肉关节疼痛、鼻部症状，无明显汗出，且伴有流清涕、咳白稀痰、苔润滑。

【临床应用注意事项】

1.麻黄附子甘草汤证是单纯的少阴病。麻黄细辛附子汤证为少阴病兼有寒性水饮，归属于少阴太阴合病。在麻黄附子甘草汤证基础上伴有寒性里饮，即麻黄细辛附子汤方证。

2.本方属于阴证，但欲寐、脉微细，正气、津液不足，注意微微发汗不伤津液、不伤阳气。麻黄常用剂量为10g～12g，见汗止后服。

3.可以配合辅汗法，如啜热稀粥、温覆、不汗更服，用辅汗法调节发汗力度的大小。

4.本方证与小青龙汤证病机类似，都是阴证的外邪里饮，即少阴太阴合病。小青龙汤证是表证重，用麻黄、桂枝解表，本方用麻黄解表。小青龙汤证是寒性水饮重，用半夏、干姜、细辛、五味子温化寒饮，本方用细辛化饮。但本方证阳虚明显，加附子温阳。

5.小青龙汤、麻黄细辛附子汤两证都是阴证的外邪里饮，前者表证、寒饮都重，后者表证、寒饮相对轻。在小青龙汤基础上，阳虚加附子，可以看作麻黄细辛附子汤的加强方。

6.如果寒饮重，可以参考小青龙汤，加入苓甘五味姜辛夏汤等。

8. 桂枝加附子汤

第20条：太阳病，发汗，遂漏不止，其人恶风，小便难，四肢微急，难以屈伸者，桂枝加附子汤主之。

方药组成

桂枝三两，去皮　芍药三两　甘草三两，炙　生姜三两，切　大枣十二枚，擘　附子一枚，炮，去皮，破八片

上六味，以水七升，煮取三升，去滓，温服一升。本云桂枝汤，今加附子，将息如前法。

【方解】

桂枝加附子汤，即桂枝汤加附子一枚。

桂枝汤调和营卫，微微发汗解表不伤津液，针对表证。

附子温阳扶正，针对阴证。

【六经方证要点】

1. 少阴病。桂枝加附子汤，温阳解表。表证相对轻，表现为有汗出。

2. 本方证常见于阴证患者外感阶段，或阳证患者表证，错误治疗，伤津液伤阳气，陷入于阴证但表证不解。

3. 平素阳气不足的患者，外感后属于少阴病。如果表证相对轻，有汗出，用本方证。如果表证重，无汗出，用麻黄附子甘草汤。

4. 少阴病，需要温阳解表，如果表证不重，优先选用本方。

5. 少阴病解表发汗后，如果表证依然未解，不用麻黄，用本方。

【临床应用注意事项】

1. 本方证因为发汗力度相对比较弱，需要加上辅汗法来调节发汗力度的大小。

2. 嘱咐患者避免过于汗出，见汗停后服，避免损伤津液、阳气。

3. 本方适用于阴证患者表证阶段，如果伴有便溏、下利等太阴里证，可以再合入炒白术、茯苓、干姜等，表里双解，如桂枝人参汤。

4. 太阳病发汗过多，遂漏不止，伤津液也伤阳气，陷入于阴证，出现了恶风、小便难、四肢微急、难以屈伸，都是阳虚的表现，本方证脉应该是细弱无力的。

5. 风湿类疾病，慢性病程多属于阴证，表证未解者，多有应用本方的机会。桂枝芍药知母汤也可认为是在本方基础上加减而来。

6. 桂枝加附子汤和麻黄附子甘草汤鉴别：两方证皆属于少阴病，阳虚不足，都可见到脉微细、但欲寐，只能依据有汗还是无汗来鉴别。少阴病有汗、表证相对轻，用桂枝加附子汤；少阴病无汗、表证相对重，用麻黄附子甘草汤。

7. 太阳病的核心方是桂枝汤、麻黄汤，少阴病的核心方就是桂枝加附子汤、麻黄附子甘草汤。

9.桂枝加芍药生姜各一两人参三两新加汤

第62条：发汗后，身疼痛，脉沉迟者，桂枝加芍药生姜各一两人参三两新加汤主之。

方药组成

桂枝三两，去皮　芍药四两　甘草二两，炙　人参三两　大枣十二枚，擘　生姜四两

上六味，以水一斗二升，煮取三升，去滓，温服一升。本云桂枝汤，今加芍药、生姜、人参。

【方解】

桂枝加芍药生姜各一两人参三两新加汤，简称桂枝新加汤。即桂枝汤加芍药生姜各一两、人参三两，可以看作桂枝汤加人参三两。

身疼痛，表证未解，脉沉迟，属于阴证，属于少阴病。

桂枝汤调和营卫、微微发汗解表，不伤津液。加芍药一两养津液，加生姜一两增强解表之力，加人参三两针对陷入于阴证的气虚，鼓舞正气、扶正祛邪。

【六经方证要点】

1.桂枝新加汤益气解表，病位在表，病性属阴，属少阴病范畴，具体为气虚患者表证不解，表证为桂枝汤证。

2.本方可看作桂枝汤加人参三两。有桂枝汤证，同时脉弱、气虚，尚未阳虚。

3.平素气虚患者，外感后属于少阴病。如果表证相对轻，有汗出，用本方证。如果表证相对重、无汗出，可以参考麻黄附子甘草汤的思路，用麻黄、甘草加人参益气解表。

4.桂枝新加汤证是外感兼有气虚，如果阳虚用桂枝加附子汤。

【临床应用注意事项】

1.本方主要是桂枝汤加入人参三两，可以仿照桂枝加附子汤的命名，称之为桂枝加人参汤。再把方中本来就有的芍药、生姜各加一两，就是桂枝新加汤。桂枝加附子汤温阳解表，桂枝新加汤益气解表，针对气虚外感的少阴病。

2.少阴病，桂枝汤证基础上，阳虚加附子，气虚加人参。

3.类似方有参苏饮，方药组成为：人参、紫苏叶、葛根、半夏、前胡、茯苓、枳壳、木香、陈皮、甘草、桔梗。

4.桂枝汤也能治疗身痛，如第**387条：吐利止，而身痛不休者，当消息和解其外，宜桂枝汤小和之**。桂枝汤的身痛，依然是阳证，虽然脉浮缓或浮弱，但脉相对不弱。如果脉弱明显，"脉沉迟者"，陷入于阴证，已经不是桂枝汤能解决的，需要加强扶正力量，气虚用桂枝新加汤，若脉沉细弱明显或恶寒者，用桂枝加附子汤。

5.需要注意，吐利伤津液，表证伴有津液虚，轻者桂枝汤，重则新加汤，再重就是桂枝加附子汤。若更重，则津液、阳气虚损明显者，需要舍表救里，直接用四逆汤。

6.少阴病是表阴证，表证不解，正气不足，又具体分为阳虚表证、气虚表证、阴虚表证、血虚表证。桂枝加附子汤证属于阳虚表证，治法是温阳扶正解表。

三、阳明病的诊断、治法、方证

（一）重点条文

第 180 条：阳明之为病，胃家实是也。

第 179 条：问曰：病有太阳阳明，有正阳阳明，有少阳阳明，何谓也？

答曰：太阳阳明者，脾约是也；正阳阳明者，胃家实是也；少阳阳明者，发汗、利小便已，胃中燥烦实，大便难是也。

第 181 条：问曰：何缘得阳明病？答曰：太阳病，若发汗，若下，若利小便，此亡津液，胃中干燥，因转属阳明。不更衣，内实，大便难者，此名阳明也。

（二）阳明病的诊断标准

里证 + 阳证，常见症状如下：

1. 大便的实热症状。如便干、便难等，也有热利，如下利而臭秽。

2. 小便的实热症状。如小便灼热、红赤、淋漓涩痛等。

3. 月经的实热症状。如月经量鲜红量多，白带色黄而臭秽，往往伴有腹部热、手足热等。

4. 胃部的实热症状。如消谷善饥、口渴喜冷饮等。

5. 腹部的实热症状。如腹热、腹痛拒按等。

6. 脉诊多沉滑数而有力。

7. 腹诊：腹部肌肉多见包块、肌肉紧张、拒按等。

里证指症状反应于胃肠消化系统，表现为二便、月经、胃部、腹部症状，并不是消化科的疾病都是里证。不在表不在里，则病位在半表半里。病位的确定，不看西医病名，而是要看疾病的具体症状反应。

阳明病本质是里有热邪、里有实邪，其根本在于里热。热证是功能亢进的表现，所以胡希恕先生提出热证必然属于阳证，寒证必然属于阴证。无形之热也是热证，里热也是阳明病。胃肠道功能亢进，表现为机体代谢功能增快、容易饥饿、消谷善饥，即使无明显里热，无明显二便异常，也属于阳明病。

无论何种疾病，只要同时符合里证、阳证的诊断标准，从八纲角度来看，是里阳证，仲景称之为阳明病。同时符合里证、阴证的诊断标准，即里阴证，仲景称之为太阴病。

（三）阳明蓄血（瘀热证）的诊断标准

1. 女性常见。

2. 少腹部位异常：少腹部位的疼、胀等不适，或有腹诊异常，如压痛、少腹硬、少腹急结等。

3. 血不下。多表现为女性的月经不利。

4. 二便：小便自利，可伴有大便难或色黑。

5. 多有精神类异常症状，如发狂、如狂、喜忘。

6. 脉诊：脉沉结，相对有力。脉沉结，说明病位在里，气血瘀滞。

临床上，女性的情志类疾病，如精神分裂、躁狂等，需要考虑是否有蓄血证的可能，当首先问其月经是否正常。

治法：下血乃愈，清热攻下、活血逐瘀。

（四）阳明腑证与阳明经证的诊断标准

在阳明病基础上，见到大便难或腹痛腹胀，脉多沉实有力，即阳明腑实证（有形之热），给予下法，代表药为大黄，代表方为承气汤类方。

在阳明病基础上，没有大便难或腹痛腹胀，脉多沉滑而数，即阳明经证（无形之热），给予清法，代表药为生石膏等，代表方为白虎汤类方。

阳明病为里阳证，阳证具体落实在热证、实证上，所以里阳证的阳明病，具体又分为里热证、里实证。太阳病分为太阳中风、太阳伤寒，即桂枝汤证、麻黄汤证。后世把阳明病分为阳明经证（阳明外证）、阳明腑证（阳明里证），其实就是里热证、里实证。

里热证，强调是里有热邪，但无实邪，即无形之热，如阳明经证的大热、大汗、大渴、脉洪大等，并无大便难等实邪。里实证，强调的是里有实邪，热与邪实狼狈为奸，形成了有形之热，如大便难的阳明腑实证、血不下的蓄血证、水热互结的陷胸证。

阳明病主要分为两大类型：阳明外证、阳明里证。即里热证、里实证。里热即无形之热，里实即里有实邪的有形之热、代表方分别是白虎汤、大承气汤。

阳明病的两大类型见表 8。

表 8　阳明病的两大类型

阳明病	里热	以热为主	阳明外证	阳明经证	无形之热	清热	石膏	白虎汤
	里实（热）	以实为主	阳明里证	阳明腑证	有形之热	祛邪（攻下）	大黄	大承气汤

阳明病分为里实证（阳明腑证、有形之热）、里热证（阳明经证、无形之热），前者以邪实为主，有明显的胃肠道症状，如大便难、腹胀、腹痛等。后者为无形之热，有里热但无邪实，往往并无明显大便难或腹部症状。

（五）阳明病的治法及方药

阳明病可以归纳为三个治法，分别是吐、下、清。四个核心药物，分别是大黄、生石膏、芩连柏、栀子。因为黄芩、黄连、黄柏都属于苦寒清热的药物，性味近似，称之为芩连柏，当成一个药物来看待。

（1）吐法

邪实在胃或胃以上，用吐法，瓜蒂散。

（2）下法

里实热证，代表药是大黄。大黄代表方证又分为三种：

1）阳明腑实证，用大承气汤、小承气汤、调胃承气汤、麻子仁丸。蜜煎导方证肠道津液不足，无里热，实际上归属于太阴病。

2）阳明蓄血证，血不下，瘀血与热相结，用下法，如桃核承气汤、抵当汤丸。

3）水热互结的陷胸证，用大陷胸汤、大陷胸丸。轻证痰热互结，用小陷胸汤。

（3）清法

无形之热，不伴有实邪，用清法，代表药有石膏、芩连柏（黄芩、黄连、黄柏）、栀子。

1）生石膏代表方：白虎汤、白虎加人参汤、竹叶石膏汤。太阳阳明合病，有大青龙汤、麻杏甘石汤、越婢汤。少阳阳明合病，有小柴胡加生石膏汤。

2）芩连柏代表方：大黄黄连泻心汤、附子泻心汤、白头翁汤、葛根芩连汤、黄芩汤、黄连阿胶汤、小陷胸汤。

3）栀子代表方：栀子豉汤、栀子甘草豉汤、栀子生姜豉汤、枳实栀子汤、栀子厚朴汤、栀子干姜汤。

这样一来，阳明病的病机、治法、方药，基本概括全了。

阳明病病机、治法、常见方证见表9。

表9 阳明病病机、治法、常见方证

治法	吐法	下法			清法		
		里实（里实热）			里热		
适应证	有形邪气在胃或胃以上	有形邪气在肠（腑实证）	蓄血证（瘀热）	结胸（水热互结）	无形之热		
代表药	瓜蒂	大黄	大黄、桃仁	大黄、甘遂	生石膏	芩连柏	栀子
代表方	瓜蒂散	大承气汤 小承气汤 调胃承气汤 麻子仁丸 蜜煎导方	桃核承气汤 抵当汤 抵当丸	大陷胸汤 大陷胸丸 小陷胸汤	白虎汤 白虎加人参汤 竹叶石膏汤 麦门冬汤	大黄黄连泻心汤 附子泻心汤 白头翁汤 葛根芩连汤 黄芩汤 黄连阿胶汤	栀子豉汤 栀子甘草豉汤 栀子生姜豉汤 栀子厚朴汤 枳实栀子汤 栀子大黄汤 栀子干姜汤

10. 白虎汤

第 176 条：伤寒脉浮滑，此以表有热，里有寒，白虎汤主之。

第 219 条：三阳合病，腹满身重，难以转侧，口不仁，面垢，谵语遗尿，发汗则谵语，下之则额上生汗，手足逆冷。若自汗出者，白虎汤主之。

第 350 条：伤寒脉滑而厥者，里有热，白虎汤主之。

方药组成

知母六两　　石膏一斤，碎　甘草二两，炙　粳米六合

上四味，以水一斗，煮米熟，汤成去滓，温服一升，日三服。臣亿等谨按：前篇云，热结在里，表里俱热者，白虎汤主之。又云其表不解，不可与白虎汤。此云脉浮滑，表有热，里有寒者，必表里字差矣。又阳明一证云，脉浮迟，表热里寒，四逆汤主之。又少阴一证云，里寒外热，通脉四逆汤主之，以此表里自差明矣。《千金翼》云白通汤，非也。

【方解】

生石膏、知母清热。

热邪易耗伤津液、胃气，粳米是食物，甘草是常用补益药物，有补益津气作用，同时避免清热药物苦寒伤胃，顾护脾胃，顾护津液、胃气。

【六经方证要点】

1. 阳明病，有无形之热。津液损伤相对轻，不用人参，只是用粳米、甘草补益津气。

2. 阳明里热充盛，属于无形之热，无大便难，且表证已解，表现为大热、大汗、脉洪大、脉滑大有力者。

【临床应用注意事项】

1. 白虎汤以寒凉清热为主，补益津气力量较弱，故方证特点为热重，津气损伤相对轻，并无口大渴，脉洪大有力，脉芤、脉涩不明显。

2.本方并无解表作用，如表证未解，不可单用本方，需考虑麻杏石甘汤方证或大青龙汤方证。

3.《神农本草经》云：石膏，味辛，微寒。对于白虎汤证，生石膏清热，常用45g～90g。

11. 白虎加人参汤

第 26 条：服桂枝汤，大汗出后，大烦渴不解，脉洪大者，白虎加人参汤主之。

第 168 条：伤寒若吐若下后，七八日不解，热结在里，表里俱热，时时恶风，大渴，舌上干燥而烦，欲饮水数升者，白虎加人参汤主之。

第 169 条：伤寒无大热，口燥渴，心烦，背微恶寒者，白虎加人参汤主之。

第 170 条：伤寒脉浮，发热无汗，其表不解，不可与白虎汤。渴欲饮水，无表证者，白虎加人参汤主之。

第 222 条：若渴欲饮水，口干舌燥者，白虎加人参汤主之。

方药组成

知母六两　　石膏一斤，碎，绵裹　甘草炙，二两　粳米六合　人参三两

上五味，以水一斗，煮米熟汤成，去滓，温服一升，日三服。

【方解】

生石膏、知母清热，清解阳明里热。

热盛已耗伤津气，在粳米、甘草补益津气基础上，加人参三两健胃益气生津。

【六经方证要点】

1. 阳明病，无形之热，津气耗伤明显，气阴不足。

2. 白虎加人参汤＝白虎汤＋人参三两。在白虎汤证基础上，见到津气耗伤、气阴不足，皆可加人参健胃益气生津。

3. 大渴，说明津气损伤明显，人要饮水自救，需要加人参健胃益气生津。故传统说法的大热、大汗、大渴、脉洪大，不是白虎汤证，而是白虎加人参汤方证。

4.津气耗伤，气阴不足，苔燥而干，脉象也常见洪大之中有虚象，如洪大而芤或洪大而软。

【临床应用注意事项】

1.本方清热兼以益气生津。白虎汤以寒凉清热为主，补益津气力量弱。

2.如果津气损伤不重，如无口大渴，或脉不芤、软者，可去人参，即白虎汤。

3.《伤寒论》中白虎加人参汤，一方人参二两，一方人参三两。常用三两，轻者用党参或西洋参，重者用人参。

4.口渴明显，脉洪大而有芤、软，伴有胃虚气逆者，可加大补益津气、健胃降逆之力，加麦冬补益气津，加半夏和胃降逆，即竹叶石膏汤。

12. 竹叶石膏汤

第 397 条：伤寒解后，虚羸少气，气逆欲吐，竹叶石膏汤主之。

方药组成

竹叶二把　石膏一斤　半夏半升，洗　麦门冬一升，去心　人参二两　甘草二两，炙　粳米半斤

上七味，以水一斗，煮取六升，去滓，内粳米，煮米熟，汤成去米，温服一升，日三服。

【方解】

生石膏、竹叶清热。

粳米、甘草补益津气、顾护脾胃。

人参、麦冬益气生津。

半夏和胃降逆止呕。

【六经方证要点】

1. 阳明病，无形之热，伴有津气不足、胃虚气逆。

2. 本方虽有人参、麦冬、粳米、甘草补益，但因热盛，仍归属于阳明病，常见舌红苔燥而干、脉洪大而芤软。

3. 在白虎加人参汤证基础上，津气虚损更重，见乏力、气短、胃虚气逆，即竹叶石膏汤方证。

【临床应用注意事项】

1. 白虎汤、白虎加人参汤用生石膏、知母清热，竹叶石膏汤用生石膏、竹叶清热，阳明无形之热重。只是因胃气已弱，去苦寒的知母，用竹叶替代知母清热。

2. 如果热邪已清，去竹叶、石膏，即麦门冬汤。

13. 麦门冬汤

大逆上气，咽喉不利，止逆下气者，麦门冬汤主之。

方药组成

麦门冬汤方

麦门冬七升　半夏一升　人参二两　甘草二两　粳米三合　大枣十二枚

【方解】

人参、粳米、甘草、大枣，补益津气。

麦冬配人参，气阴双补，也是常用药对。

半夏和胃降逆止呕。

本方益气养阴，益胃止呕。

【六经方证要点】

1. 太阴病，气阴两伤、胃虚气逆。

2. 竹叶石膏汤方证，经治疗后，热邪已清，仍气阴两伤、胃虚气逆者。

3. 本方证的主症是咽喉不利、呕逆，原因是气阴两伤、胃气虚馁，常伴有咽干、口渴、苔干。

【临床应用注意事项】

1. 本方证归属于太阴病，因白虎汤、白虎加人参汤、竹叶石膏汤、麦门冬汤病机动态演变，本方可以看作竹叶石膏汤去竹叶、生石膏，加大枣而成，故放在竹叶石膏汤后学习。

2. 温病学派对于热病后期、肺胃津伤，常用沙参麦冬汤、益胃汤，和本方证类似。但本方有益气健胃功效，半夏和胃降逆止呕，所以脾胃虚弱症状相对明显。

3. 本方麦冬七升、半夏一升，临床麦冬剂量要大，常用 30g ～ 60g，说明津液损伤明显。

4.益气生津类似方证有生脉散，但生脉散较本方力量弱，本方证还存在胃虚气逆。

14. 大承气汤

重点条文

第 208 条：阳明病，脉迟，虽汗出不恶寒者，其身必重，短气，腹满而喘，有潮热者，此外欲解，可攻里也。手足濈然汗出者，此大便已硬也，大承气汤主之。若汗多，微发热恶寒者，外未解也，其热不潮，未可与承气汤。若腹大满不通者，可与小承气汤，微和胃气，勿令至大泄下。

第 209 条：阳明病，潮热，大便微硬者，可与大承气汤；不硬者，不可与之。若不大便六七日，恐有燥屎，欲知之法，少与小承气汤，汤入腹中，转矢气者，此有燥屎也，乃可攻之。若不转矢气者，此但初头硬，后必溏，不可攻之，攻之必胀满不能食也。欲饮水者，与水则哕。其后发热者，必大便复硬而少也，以小承气汤和之。不转矢气者，慎不可攻。小承气汤。

第 212 条：伤寒若吐若下后不解，不大便五六日，上至十余日，日晡所发潮热，不恶寒，独语如见鬼状。若剧者，发则不识人，循衣摸床，惕而不安，微喘直视，脉弦者生，涩者死。微者，但发热谵语者，大承气汤主之。若一服利，则止后服。

第 215 条：阳明病，谵语有潮热，反不能食者，胃中必有燥屎五六枚也。若能食者，但硬耳，宜大承气汤下之。

第 217 条：汗出谵语者，以有燥屎在胃中，此为风也。须下者，过经乃可下之。下之若早，语言必乱，以表虚里实故也。下之愈，宜大承气汤。

第 220 条：二阳并病，太阳证罢，但发潮热，手足漐漐汗出，大便难而谵语者，下之则愈，宜大承气汤。

第 238 条：阳明病，下之，心中懊憹而烦，胃中有燥屎者，可攻。腹微满，初头硬，后必溏，不可攻之。若有燥屎者，宜大承气汤。

第 239 条：病人不大便五六日，绕脐痛，烦躁，发作有时者，此有燥屎，故使不大便也。

第240条：病人烦热，汗出则解，又如疟状，日晡所发热者，属阳明也。脉实者，宜下之；脉浮虚者，宜发汗。下之与大承气汤，发汗宜桂枝汤。

第241条：大下后，六七日不大便，烦不解，腹满痛者，此有燥屎也。所以然者，本有宿食故也，宜大承气汤。

第242条：病人小便不利，大便乍难乍易，时有微热，喘冒不能卧者，有燥屎也，宜大承气汤。

第251条：得病二三日，脉弱，无太阳柴胡证，烦躁，心下硬，至四五日，虽能食，以小承气汤，少少与，微和之，令小安。至六日，与承气汤一升。若不大便六七日，小便少者，虽不受食，但初头硬，后必溏，未定成硬，攻之必溏；须小便利，屎定硬，乃可攻之，宜大承气汤。

第252条：伤寒六七日，目中不了了，睛不和，无表里证，大便难，身微热者，此为实也，**急下之**，宜大承气汤。

第253条：阳明病，发热汗多者，**急下之**，宜大承气汤。

第254条：发汗不解，腹满痛者，**急下之**，宜大承气汤。

第255条：腹满不减，减不足言，当下之，宜大承气汤。

第320条：少阴病，得之二三日，口燥咽干者，**急下之**，宜大承气汤。

第322条：少阴病，六七日，腹胀不大便者，**急下之**，宜大承气汤。

第321条：少阴病，自利清水，色纯青，心下必痛，口干燥者，可下之，宜大承气汤。

第256条：阳明少阳合病，必下利，其脉不负者，为顺也。负者，失也，互相克贼，名为负也。脉滑而数者，有宿食也，当下之，宜大承气汤。

方药组成

大承气汤

大黄四两，酒洗　厚朴半斤，炙，去皮　枳实五枚，炙　芒硝三合上四味，以水一斗，先煮二物，取五升，去滓，内大黄，更煮取二升，去滓，内芒硝，更上微火一两沸，分温再服，得下，余勿服。

【方解】

大黄攻下兼以清热，芒硝咸寒软坚、散结除热。

枳实、厚朴行气通腑，协助大黄攻下。

阳明腑实证，热邪依附于燥屎，燥屎不除，热邪不解，本方苦寒攻下，釜底抽薪。

【六经方证要点】

1. 阳明病里实热证，阳明腑实重证。

2. 大承气汤方证是阳明腑实的重证，方证诊断要点：①大便难，如不大便五六日、大便干燥、自利清水。②腹部症状，如腹痛、腹胀、拒按。③舌红苔燥，脉沉滑数有力。④常伴有壮热、潮热，手足汗出，烦躁、谵语、口燥咽干、小便黄赤短少等。

3. 阳明腑实重证，需急下者，优先考虑大承气汤方证。

【临床应用注意事项】

1. 本方治疗阳明腑实重证，急下之的时候，非本方莫属，后世归纳为痞满燥实坚。

2. 本方为里证、阳证，需除外表证。

3. 发热常见潮热、壮热，伴有大便难、腹部胀、腹痛，且苔燥、脉沉滑有力。

4. 如果无壮热、潮热，去芒硝，即小承气汤。

5. 如果无腹胀、腹满、腹痛，去枳实、厚朴，即调胃承气汤。

6. 三个承气汤合在一起，缓下，即三一承气汤。

7. 大承气汤证是阳明腑实重证，热邪、腹部症状皆重。调胃承气汤证热重，侧重于缓下清热，腹部症状轻。小承气汤证腹部症状重，热相对轻。

8. 如存在半表半里证，可考虑大柴胡汤合大承气汤。

9.本方攻下祛邪，强调中病即止，避免过度攻下损伤正气，如条文方后注曰：一服得利，止后服；得下，余勿服。

三承气汤方药见表10。

表 10　三承气汤方药

大承气汤	大黄四两	枳实五枚	厚朴半斤	芒硝三合	
小承气汤	大黄四两	枳实三枚	厚朴二两		
调胃承气汤	大黄四两			芒硝半升	炙甘草二两

阳明病各方证及辨证要点见图1。

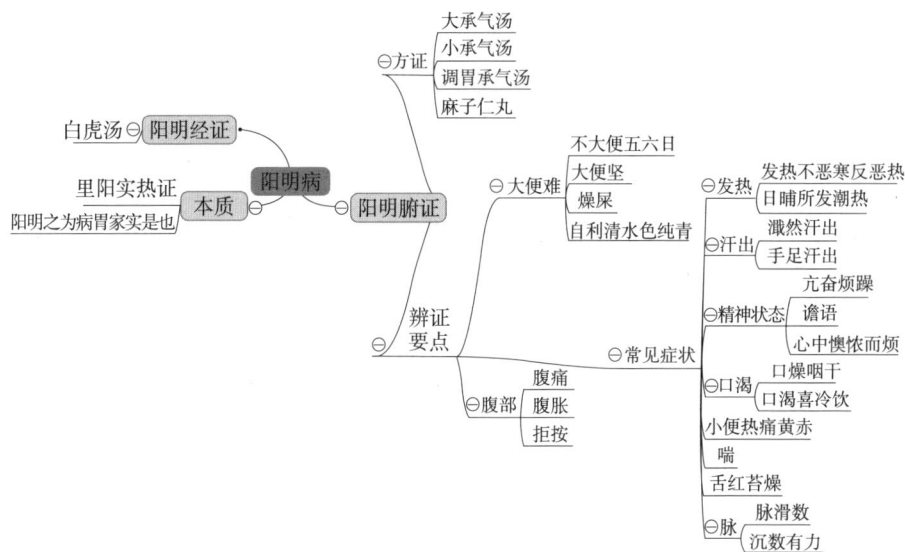

图 1　阳明病各方证及辨证要点

15. 麻子仁丸

第246条：脉浮而芤，浮为阳，芤为阴，浮芤相抟，胃气生热，其阳则绝。

第247条：跌阳脉浮而涩，浮则胃气强，涩则小便数，浮涩相抟，大便则硬，其脾为约，麻子仁丸主之。

方药组成

麻子仁二升　芍药半斤　枳实半斤，炙　大黄一斤，去皮　厚朴一尺，炙，去皮　杏仁一升，去皮尖，熬，别作脂

上六味，蜜和丸如梧桐子大，饮服十丸，日三服，**渐加，以知为度**。

【方解】

大黄、枳实、厚朴，是小承气汤，攻下里实。

麻子仁、芍药、杏仁、蜂蜜滋养津液、润肠通便。

本方清热攻下兼以养阴润肠，治疗阳明腑实伴有津伤不足。

【六经方证要点】

1.阳明病，阳明腑实证，腑实相对轻，伴有津伤不足。虽有补益，仍归属于阳明病。

2.常见津液不足患者，伴有大便难、腹胀腹痛者。

3.症状轻者，可口服丸剂。症状重者，可改为汤剂。丸者缓也，汤者荡也。

4.阳明腑实证，若伴有津液不足，可仿照本方，加入润肠生津液药物，如增液承气汤，或麻子仁丸改汤剂。

5.本方证有津液不足，常见小便数或少、舌苔干燥、口渴、脉涩、脉芤等。

【临床应用注意事项】

1.本方有麻子仁、芍药、杏仁、蜂蜜润肠生津液，但大黄、枳实、厚朴

攻下，仍属于阳证方剂。阴证便秘患者，不适合长期服用，避免损伤正气。

2.如果只是单纯肠道津液不足，不能濡润大便，并无里热者，可去大黄、枳实、厚朴，用麻子仁、芍药、杏仁、蜂蜜润肠生津液，或者外用润肠，如蜜煎导方。

16.桃核承气汤

第106条：太阳病不解，热结膀胱，其人如狂，血自下，下者愈。其外不解者，尚未可攻，当先解其外；外解已，但少腹急结者，乃可攻之，宜桃核承气汤。

方药组成

桃仁五十个，去皮尖　大黄四两　桂枝二两，去皮　甘草二两，炙　芒硝二两

上五味，以水七升，煮取二升半，去滓，内芒硝，更上火，微沸下火，先食温服五合，日三服，当微利。

【方解】

桃核承气汤是调胃承气汤加桃仁、桂枝。

调胃承气汤攻逐里实热，桃仁、桂枝活血祛瘀。

本方攻逐瘀热，重在祛邪。

【六经方证要点】

1.阳明病，里实热证，瘀热互结，也被称为阳明蓄血证。

2.本方攻逐瘀血兼以清热，适用于阳证的瘀热互结。

3.临床应用要点：血不下，即往往常见女性的月经不利，也就是条文说的瘀热在里故也、血证、蓄血、久瘀血、有瘀血、有血，同时伴有少腹部位异常症状表现，常见于女性情志疾病。

4.本方证属于阳证，正气不虚，脉虽沉结，但沉取有力。

【临床应用注意事项】

1.桃仁、桂枝是仲景的一个药对，如桂枝茯苓丸、鳖甲煎丸中桃仁、桂枝同用。桂枝、桃仁温通血脉，活血化瘀，血得温则行。虽然桂枝辛温，但桃核承气汤整体作用依然是寒凉攻下、活血逐瘀。

2.调胃承气汤侧重于清热，以泻代清，本方是瘀热互结，热重，瘀血相对轻。如果瘀血重，水蛭、虻虫也可加入。

3.桃核承气汤、抵当汤丸方证，需要牢记阳明蓄血的诊断标准。

17. 抵当汤

第124条：太阳病六七日，表证仍在，脉微而沉，反不结胸，其人发狂者，以热在下焦，少腹当硬满，小便自利者，下血乃愈。所以然者，以太阳随经，瘀热在里故也。抵当汤主之。

第125条：太阳病身黄，脉沉结，少腹硬，小便不利者，为无血也。小便自利，其人如狂者，血证谛也，抵当汤主之。

第126条：伤寒有热，少腹满，应小便不利，今反利者，为有血也，当下之，不可余药，宜抵当丸。

第237条：阳明证，其人喜忘者，必有蓄血。所以然者，本有久瘀血，故令喜忘。屎虽硬，大便反易，其色必黑者，宜抵当汤下之。

第257条：病人无表里证，发热七八日，虽脉浮数者，可下之。假令已下，脉数不解，合热则消谷喜饥，至六七日不大便者，有瘀血，宜抵当汤。

抵当汤

水蛭熬 虻虫各三十个，去翅足，熬 桃仁二十个，去皮尖 大黄三两，酒洗

上四味，以水五升，煮取三升，去滓，温服一升。不下，更服。

抵当丸

水蛭二十个，熬 虻虫二十个，去翅足，熬 桃仁二十五个，去皮尖 大黄三两

上四味，捣分四丸，以水一升，煮一丸，取七合服之，晬时当下血，若不下者更服。

【方解】

大黄攻逐邪实，桃仁、水蛭、虻虫活血祛瘀，其中水蛭、虻虫属于动物药，祛瘀力量强。抵当汤是攻逐瘀血力量最强的方。

【六经方证要点】

1.阳明病，里实热证，瘀热互结。

2.本方瘀血重，当属于顽固性瘀血，久瘀血，可伴有局部刺痛、拒按等。

3.常见于女性、情志类疾病、月经不利、少腹异常等。

4.本方属于阳证，邪实、正气不虚，脉沉滑或涩，脉不弱。

【临床应用注意事项】

1.本方中大黄酒洗，侧重于攻下逐瘀，患者可有热，也可无热。

2.本方证往往见于病程相对长，顽固性瘀血患者，往往存在正气不足。本方侧重于祛邪，补益不足，注意邪气祛除后，需要调养气血，常用当归芍药散、八珍汤等善后。

3.条文认为服药后邪去的标志是晬时当下血，若不下者更服。临床上可见排出秽浊瘀血。

4.桃核承气汤与抵当汤鉴别。

桃核承气汤、抵当汤两证都属于阳明蓄血，治法都是攻逐瘀血，都是大黄配桃仁。

桃核承气汤含有调胃承气汤，侧重于清热，热重瘀轻的时候用桃核承气汤。

抵当汤侧重于活血祛瘀，有水蛭、虻虫，瘀重热清的时候用抵当汤、丸。急迫者用汤剂，汤者荡也，不急迫者用丸药，丸者缓也。

桃核承气汤证是热重瘀轻，抵当汤、丸证是瘀重热轻。

18. 白头翁汤

第371条：热利下重者，白头翁汤主之。

第373条：下利欲饮水者，以有热故也，白头翁汤主之。

第367条：下利，脉数而渴者，今自愈。设不差，必清脓血，以有热故也。

方药组成

白头翁二两　黄檗三两　黄连三两　秦皮三两

上四味，以水七升，煮取二升，去滓，温服一升，不愈，更服一升。

【方解】

黄连、黄柏、白头翁、秦皮苦寒清热，燥湿坚阴止利。

【六经方证要点】

1.阳明病，热性下利。

2.无表证，下利、臭秽、口渴、舌红苔燥、脉大。

【临床应用注意事项】

1.黄芩、黄连、黄柏是治疗阳明热利的主药。

2.葛根芩连汤治疗阳明下利伴有表证不解，用葛根解表、黄芩黄连苦寒清热燥湿止利。黄芩汤治疗阳明下利轻证，伴有津伤腹痛。本方证是治疗阳明热利的代表方。

3.如果伴有里急后重，常加生大黄。

4.如果伴有表证不解，可仿葛根芩连汤思路。

5.如果伴有津伤腹痛，可加白芍，仿照黄芩汤、芍药汤思路。

葛根芩连汤

第34条：太阳病，桂枝证，医反下之，利遂不止，脉促者，表未解也，喘而汗出者，葛根黄芩黄连汤主之。

葛根半斤　甘草二两，炙　黄芩三两　黄连三两

上四味，以水八升，先煮葛根，减二升，内诸药，煮取二升，去滓，分温再服。

第 172 条：太阳与少阳合病，自下利者，与黄芩汤；若呕者，黄芩加半夏生姜汤主之。

黄芩汤方

黄芩三两　芍药二两　甘草二两，炙　大枣十二枚，擘

上四味，以水一斗，煮取三升，去滓，温服一升，日再，夜一服。

19. 栀子豉汤

第 76 条：发汗后，水药不得入口为逆，若更发汗，必吐下不止。发汗吐下后，虚烦不得眠，若剧者，必反复颠倒，心中**懊侬**，栀子豉汤主之；若少气者，栀子甘草豉汤主之；若呕者，栀子生姜豉汤主之。

第 77 条：发汗若下之而烦热，胸中窒者，栀子豉汤主之。

第 78 条：伤寒五六日，大下之后，身热不去，心中结痛者，未欲解也，栀子豉汤主之。

第 221 条：阳明病，脉浮而紧，咽燥口苦，腹满而喘，发热汗出，不恶寒反恶热，身重。若发汗则燥，心愦愦反谵语。若加温针，必怵惕烦躁不得眠。若下之，则胃中空虚，客气动膈，心中懊侬，舌上苔者，栀子豉汤主之。

第 228 条：阳明病，下之，其外有热，手足温，不结胸，心中懊侬，饥不能食，但头汗出者，栀子豉汤主之。

第 375 条：下利后更烦，按之心下濡者，为虚烦也，宜栀子豉汤。

方药组成

栀子豉汤方

栀子十四个，擘　香豉四合，绵裹

上二味，以水四升，先煮栀子，得二升半，内豉，煮取一升半，去滓，分为二服，温进一服，得吐者，止后服。

【方解】

栀子清热除烦，豆豉宣散气机，治疗胸中郁热。

【六经方证要点】

1.阳明病无形之热。本方清宣郁热，无和解半表半里作用，归为阳明病。

2.以心烦、懊侬为主症，重点在于烦、气机郁阻。虽有里热，里热不重，以郁热为主，无口渴、大便难、脉洪大等。

3. 心下濡，以烦躁症状为主的，但热不重，用栀子豉汤清宣郁热。若心火亢盛，考虑黄连类方证。

4. 栀子豉汤的病位是胸中、心中，气机郁滞明显，所以有胸中窒、心中结痛、按之心下濡。胸中自觉有窒闷感，气机郁滞不通所致的窒闷感，是无形邪热，并无实邪。

【临床应用注意事项】

1. 栀子豉汤，除了强调烦的症状（虚烦、不得眠、心中懊侬等），更加强调气机郁滞，如第 77 条的"胸中窒"、第 78 条的"心中结痛"、第 375 条的"按之心下濡"。

2. 栀子豉汤是虚烦，按之心下濡，濡是按之手下有软、弱的意思，不是按之痛，不是邪实，也不是结胸。

3. 阳明经证，无形之热，不是大热、大汗、大渴、脉洪大的白虎加人参汤证，也不是实热的芩连方证，下之后邪气已虚，以心脏症状（心中懊侬）为主的无形之热，烦重、热轻，属于虚烦，用栀子豉汤来清宣郁热。

4. 栀子豉汤基础上，少气为虚，可加炙甘草。呕者，加生姜、半夏等。

5. 腹满、大便难者，轻者加枳实、厚朴，重者加大黄。

6. 关注患者平素体质情况，栀子豉汤证属阳证，假若林黛玉体质的患者，平常就气血不足、阳气虚弱，可能存在平常大便不成形（旧微溏者），即使存在栀子豉汤证，用栀子豉汤也要小心。可以仿照栀子干姜汤的思路，栀子豉汤清宣郁热，合入干姜温下寒。

第 393 条：大病差后劳复者，枳实栀子汤主之。

第 79 条：伤寒下后，心烦腹满，卧起不安者，栀子厚朴汤主之。

第 80 条：伤寒，医以丸药大下之，身热不去，微烦者，栀子干姜汤主之。

第 81 条：凡用栀子汤，病人旧微溏者，不可与服之。

四、太阴病的诊断、治法、方证

（一）重点条文

第 273 条：太阴之为病，腹满而吐，食不下，自利益甚，时腹自痛。若下之，必胸下结硬。

第 277 条：自利不渴者，属太阴，以其脏有寒故也，当温之，宜服四逆辈。

第 59 条：大下之后，复发汗，小便不利者，亡津液故也。勿治之，得小便利，必自愈。

第 60 条：下之后，复发汗，必振寒，脉微细。所以然者，以内外俱虚故也。

（二）太阴病的诊断标准

里证＋阴证，常见症状如下：

1. 大便的虚寒症状。如便溏、下利等，也有便秘的情况。

2. 小便的虚寒症状。如小便清长、频数、夜尿频、饮水后小便多等。

3. 月经的虚寒症状。如月经量少或多，往往伴有腹部凉、痛经等。

4. 胃部的虚寒症状。如胃部凉、不消化、喜热饮等。

5. 腹部的虚寒症状。如腹凉、喜温等。

6. 脉诊多沉弱无力。

7. 腹诊：腹部肌肉多松弛无力，多喜按。

（三）痰饮水湿证的诊断标准

1. 太阴病基础，平素机能偏沉衰不足。

2. 舌体胖大、齿痕、苔腻、润滑等。

3. 脉无定体，可脉弦、脉滑、脉濡等。

4. 常见症状：头晕、咽部异物感、口黏、口不渴或渴喜热饮、胸闷、心悸、咳痰、便溏、小便不利、四肢水肿等。

（四）太阴病的治法及方药

太阴病的本质是里的虚和寒，虚则补之、寒则温之。治法是固定的。

胡希恕先生说机体功能亢奋者为阳，机体功能沉衰者为阴。机体亢奋还是沉衰，是正邪斗争的外在表现，取决于正气的虚实。正气，我们更强调阳气，阳气虚的就是阴证，阳气足的就是阳证。但实际上，正气包括气、血、阴、阳。阴证具体包括阳虚、阴虚、气虚、血虚，需要扶正的都是虚证，治法都是补法，都是阴证。

经方体系下更强调的是阳气，所以《伤寒论》中虚的治法是补阳，寒的治法是温阳散寒，殊途同归，实际治法是一致的，是补阳、温阳、散寒，代表药物就是姜、桂、附、吴茱萸。

阳虚的时候以四逆汤、理中汤为代表方。阴虚的时候以六味地黄丸、芍药甘草汤为代表方。气虚的时候以四君子汤、补中益气汤为代表方。血虚的时候以四物汤为代表方。从这个角度来说，补阳的四逆汤、补阴的六味地黄丸、补气的四君子汤、补血的四物汤各个证候，都属于虚证、阴证，都属于太阴病。

太阴病属于里证，正气不足，但也有邪实在胃、在肠的情况，也存在着吐法和下法的机会，但是机体功能沉衰不足，必须扶正祛邪，就有了温吐、温下的治法，比如大黄＋附子，或者考虑温下的巴豆类方。

阳明病有三个治法：吐、下、清。太阴病也有三个对应治法，温吐、温下、温，只是温吐、温下的机会相对少，更常用的治法是温法，即温阳散寒。

20. 甘草干姜汤

第29条：伤寒脉浮，自汗出，小便数，心烦，微恶寒，脚挛急，反与桂枝，欲攻其表，此误也，得之便厥。咽中干，烦躁，吐逆者，作甘草干姜汤与之，以复其阳。若厥愈足温者，更作芍药甘草汤与之，其脚即伸。若胃气不和、谵语者，少与调胃承气汤。若重发汗，复加烧针者，四逆汤主之。

《金匮要略·肺痿肺痈咳嗽上气病脉证治第七》云：**肺痿吐涎沫而不咳者，其人不渴，必遗尿，小便数，所以然者，以上虚不能制下故也。此为肺中冷，必眩，多涎唾，甘草干姜汤以温之。若服汤已渴者，属消渴。**

方药组成

甘草干姜汤方

甘草四两，炙　干姜二两，炮

上㕮咀，以水三升，煮取一升五合，去滓，分温再服。

【方解】

干姜辛温，炙甘草甘温补气，辛甘化阳，是温阳的基础方。

【六经方证要点】

1. 太阴病。

2. 干姜温阳，温化寒饮，太阴病里虚寒，兼有寒饮是本方的优势。

3. 寒性水饮的时候，机体功能沉衰，脏腑功能虚寒不足，常见症状就像甘草干姜汤条文描述的：肺痿、吐涎沫、不渴、遗尿、小便数、肺中冷、必眩、多涎唾，同时还存在便溏、恶寒、舌淡齿痕、脉弱等。

4. 寒饮在肺，阴证基础上见到咳清白稀痰、舌淡苔润、脉弱，多用甘草干姜汤温阳化饮，重则加半夏、细辛等，即苓甘五味姜辛夏杏汤，兼有表证不解，即小青龙汤。

5. 寒饮在肠，表现为寒性下利，阴证基础上见到下利腹泻、舌淡苔润、脉弱，以甘草干姜汤温阳止利，重则加附子或党参，如四逆汤、理中汤、附子理中汤。

【临床应用注意事项】

1.生姜、干姜共同特点都是辛温，生姜更偏于解表发汗，干姜更偏于温中助阳。

2.生姜本身具备辛温解表发汗作用以外，还可温胃、化饮、降逆，上述作用都是和生姜的温性与化饮作用是密不可分的。

3.生姜晒干之后就是干姜，虽然失去了解表的作用，但温性增强，具有了温阳作用。

4.生姜质润，侧重于和胃化痰饮。而干姜辛辣偏燥，侧重于温胃化寒性水饮，对于太阴病痰饮水湿证，生姜或干姜都是常用药物。

5.生姜侧重于化痰饮，如小半夏汤，干姜侧重于化水饮，如小青龙汤。痰饮和水饮比较起来就是痰饮相对重浊黏滞，而水饮相对清稀，所以小青龙汤证的外邪里饮，是寒性水饮，表现为咳大量清稀的泡沫痰，用的是干姜温阳化饮。有痰饮的时候，比如小半夏加茯苓汤当中用的是生姜，治疗咽中如有炙脔的半夏厚朴汤，用的也是生姜。

6.条文强调了两个症状，必遗尿、小便数，病机解释为上虚不能制下。临床上对于阳虚的夜尿频，我们也常常用干姜来温阳化饮。

7.干姜的代表方是甘草干姜汤，也是里虚寒的基本方。干姜辛温，温阳兼以化饮。阳虚明显再加附子，就是四逆汤。四逆汤的下利清谷，也反映了病机是里证虚寒，同时兼有水饮。

8.甘草干姜汤一定要注意方药组成比例，甘草四两，干姜二两，2：1的比例，甘草量大于干姜，姜还是老的辣，干姜辛辣，需要甘温的甘草制约，辛甘才能化阳，所以甘草干姜汤、四逆汤中，甘草的剂量都是最大的。

9.干姜的代表方是甘草干姜汤，辛甘化阳，在甘草干姜汤基础之上有理中汤（丸）、附子理中汤（丸）。附子理中汤里边其实含有四逆汤，当然四逆汤也可以看作干姜类方，是在甘草干姜汤的基础之上加入附子而成。

21. 四逆汤

第91条：伤寒，医下之，续得下利，清谷不止，身疼痛者，急当救里；后身疼痛，清便自调者，急当救表。救里宜四逆汤，救表宜桂枝汤。

第372条：下利腹胀满，身体疼痛者，先温其里，乃攻其表。温里宜四逆汤，攻表宜桂枝汤。

第364条：下利清谷，不可攻表，汗出必胀满。

第92条：病发热头痛，脉反沉，若不差，身体疼痛，当救其里。四逆汤方。

第323条：少阴病，脉沉者，急温之，宜四逆汤。

第225条：脉浮而迟，表热里寒，下利清谷者，四逆汤主之。

第353条：大汗出，热不去，内拘急，四肢疼，又下利厥逆而恶寒者，四逆汤主之。

第354条：大汗，若大下利，而厥冷者，四逆汤主之。

第388条：吐利汗出，发热恶寒，四肢拘急，手足厥冷者，四逆汤主之。

第389条：既吐且利，小便复利，而大汗出，下利清谷，内寒外热，脉微欲绝者，四逆汤主之。

第324条：少阴病，饮食入口则吐，心中温温欲吐，复不能吐。始得之，手足寒，脉弦迟者，此胸中实，不可下也，当吐之。若膈上有寒饮，干呕者，不可吐也，当温之，宜四逆汤。

第377条：呕而脉弱，小便复利，身有微热，见厥者难治，四逆汤主之。

▨ 方药组成 ▧

甘草二两，炙 干姜一两半 **附子一枚，生用，去皮，破八片**

上三味，以水三升，煮取一升二合，去滓，分温再服。**强人可大附子一枚，干姜三两。**

【方解】

附子、干姜、炙甘草，辛甘化阳、温补阳气。

在甘草干姜汤基础上，加附子增强温阳力度，即四逆汤。

【六经方证要点】

1. 太阴病。四逆汤是温阳的基础方。

2. 四逆汤典型症状表现为手足四逆、下利清谷不止、脉微欲绝。

3. 阳虚证，皆可考虑四逆汤为底方加减，并非一定要见到四逆。

4. 临床当中死症，多见于机体功能沉衰的里阴证的太阴病。四逆汤证的下利清谷、四肢厥逆、脉微欲绝，类似下利脱水形成的休克状态，把四逆汤证当作一个休克状态去理解。

【临床应用注意事项】

1. 阳虚轻证，四逆汤中，附子、干姜、炙甘草，各 6g ～ 10g 即可。

2. 四逆汤证，见到格拒证，说明病情加重，可增大附子、干姜剂量，即通脉四逆汤。甚者，可加猪胆汁防止格拒，即通脉四逆加猪胆汤。

3. 四逆汤的条文，其实更多是少阴太阴合病，只是因为阳虚下利明显，先用四逆汤回阳救逆，舍表救里，若阳虚缓解，可继续用桂枝汤（当为桂枝加附子汤）解表。

4. 附子和干姜常常作为对比，附子走而不守、通行十二经，可表可里。不论病位在表、在里、在半表半里，只要属于阴证，皆可用附子。尤其是在表阴证的少阴病，温阳只用附子。干姜守而不走，只用于半表半里、里证的阴证。

5. 四逆汤中剂量最大的是炙甘草，炙甘草甘温，与附子、干姜配伍，辛甘化阳，类似把附子、干姜的热缓慢释放，转化为人体所需要的阳气。

6. 四逆汤证重证，加大四逆汤附子、干姜剂量，就是通脉四逆汤。在通脉四逆汤证基础之上，出现了格拒症状，阴盛格阳，再加猪胆汁避免格拒，就是通脉四逆加猪胆汤。

7.四逆汤去掉甘草，就是干姜附子汤，治疗"昼日烦躁不得眠"，阴证基础上的假热，也可以认为是格拒证，格拒证是阴盛格阳所致，是阴寒重证，此时有两种策略，一种是加大温阳力度，如通脉四逆汤，就是加大附子、干姜剂量，一种是减少甘缓药物，四逆汤去甘草、顿服，即干姜附子汤，也能起到回阳救逆的作用。

8.附子的代表方是四逆汤，类方有干姜附子汤、通脉四逆汤、通脉四逆加猪胆汤、四逆加人参汤、茯苓四逆汤等。

9.临床应用四逆汤的要点：

（1）有是证用是方、是药，是避免中毒的关键。方从法出，法随证立。

（2）用量还是从小剂量起，以知为度。

（3）附子应用时一定要注意配伍。甘草有厚土伏火、辛甘化阳。

（4）煎煮时间足够。

22. 桂枝甘草汤

第64条：发汗过多，其人叉手自冒心，心下悸，欲得按者，桂枝甘草汤主之。

方药组成

桂枝四两，去皮　甘草二两，炙

上二味，以水三升，煮取一升，去滓，顿服。

第75条：未持脉时，病人手叉自冒心，师因教试令咳而不咳者，此必两耳聋无闻也。所以然者，以重发汗，虚故如此。发汗后，饮水多必喘，以水灌之亦喘。

【方解】

桂枝、甘草辛甘化阳，温补阳气。

【六经方证要点】

1. 太阴病。

2. 阳虚证，以心悸等心脏部位症状为主，故后世认为桂枝温心阳。

【临床应用注意事项】

1. 桂枝甘草汤是桂枝温阳类方的底方，桂枝汤也可认为是在本方基础上加减而来。

2. 桂枝四两，炙甘草二两，桂枝剂量大于炙甘草，且顿服，增强药物作用。

3. 桂枝温阳的代表方是桂枝甘草汤，解表的代表方是桂枝汤，利水的代表方是苓桂术甘汤、五苓散。

4. 桂枝温阳，更强调的是心脏部位的症状，如条文所述的"其人叉手自冒心""心下悸欲得按者"，从脏腑辨证来看属于心阳不足，桂枝、甘草辛甘化阳。

23. 小建中汤

第 102 条：伤寒二三日，心中悸而烦者，小建中汤主之。

第 100 条：伤寒，阳脉涩，阴脉弦，法当腹中急痛，先与小建中汤，不差者，小柴胡汤主之。

《金匮要略·妇人杂病脉证并治第二十二》云：妇人腹中痛，小建中汤主之。

《金匮要略·血痹虚劳病脉证并治第六》云：虚劳里急，悸，衄，腹中痛，梦失精，四肢酸疼，手足烦热，咽干口燥，小建中汤主之。

方药组成

桂枝三两，去皮　甘草二两，炙　大枣十二枚，擘　芍药六两　生姜三两，切　胶饴一升

上六味，以水七升，煮取三升，去滓，内饴，更上微火消解，温服一升，日三服。呕家不可用建中汤，以甜故也。

【方解】

小建中汤在桂枝汤基础上，倍芍药，加饴糖。

芍药、甘草、大枣滋阴养津液，倍芍药，加强了滋阴养津液的作用，说明存在津血不足的病机。桂枝、甘草辛甘化阳，生姜辛温，加上甘温的饴糖（胶饴）一升，让小建中汤变得甘温，从而有了建中补虚的作用。

【六经方证要点】

1. 太阴病，津血不足兼阳寒轻证。

2. 桂枝汤加上辅汗法，可以微微发汗而不伤津液，治疗太阳病中风证，即表证相对轻、有汗出的表证。不加辅汗法，则桂枝汤甘温补益，治疗太阴病虚寒不足，倍芍药、加饴糖，甘温补虚力量增强，即小建中汤。

3. 小建中汤是桂枝汤倍芍药加饴糖，芍药养津液、饴糖甘温补虚，所以小

建中汤证侧重于津血不足、不能濡养，其临床辨证要点：太阴病，里虚寒，以津血不足且有寒象为病机，以胃痛、腹痛、心悸、舌淡偏干、脉细弱为主症。

4. 小建中汤方证是太阴病重要方证，可伴或不伴桂枝汤证的表证不解，临床应用不一定要有表证。如用于表证，那就是"虚人伤寒建其中"。

【临床应用注意事项】

1. 小建中汤证属于太阴病。小建中汤有桂枝、生姜，具有解表作用，但解表力量比较弱，小建中汤条文并无表证。加上辅汗法，可用于虚人外感且表证轻（桂枝汤证的表不解），即阴证的表里合病，少阴太阴合病。

2. 小建中汤的灵魂是饴糖，剂量最大，所以小建中汤的口感是"以甜故也"。饴糖甘温、温中补虚、缓急止痛，如果确实没有饴糖，可以按照治法，选用有类似作用的药物替代，如甘温补虚的大枣，或者用甘温的红糖、黑糖、姜糖，甚至阿胶。当前网络购物发达，也可通过网店购买饴糖。

3. 《神农本草经》认为芍药味苦平。芍药性味偏酸寒一些，养津液缓急止痛，养津液也具有一定的润肠通便的作用，如麻子仁丸中就有芍药，也有学者称芍药为小大黄。桂枝加芍药汤以芍药为主药，治疗津液偏虚、不能濡养导致的腹满时痛。大实痛的情况下，邪实明显，加大黄攻下祛邪，是桂枝加大黄汤。

4. 在桂枝加芍药汤基础上，如果津气亏虚明显，属于太阴病，加饴糖，就成了小建中汤，甘温补虚力度更大。

5. 当归四逆汤虽然也是以四逆为名，但四逆、阳虚的程度和四逆汤证是无法比的，四逆汤证是病位在里的阳虚重证，类似一个休克患者的表现，除了四逆以外还伴有下利清谷、脉微细弱、精神差、但欲寐等阳气虚弱的情况。当归四逆汤是在桂枝汤基础之上，去生姜，加当归、细辛、通草，病位偏于表，且有血虚水饮的情况，阳虚并不重，只是以手足厥逆为主。

6. 在小建中汤的基础之上，又有黄芪建中汤、当归建中汤，分别侧重于黄芪补气、当归养血。

虚劳里急，诸不足，黄芪建中汤主之。

《千金》内补当归建中汤：治妇人产后虚羸不足，腹中刺痛不止，吸吸少气，或苦少腹中急摩痛，引腰背，不能食饮。产后一月，日得服四五剂为善。令人强壮，宜。

黄芪建中汤即小建中汤加黄芪一两半。黄芪补气，当归补血，在小建中汤基础上，伴有气虚明显者，加黄芪，即黄芪建中汤。

当归建中汤即小建中汤加当归四两而成。小建中汤温中补虚，加当归增强养血活血祛瘀而缓急止痛。

7. 大建中汤

心胸中大寒痛，呕不能饮食，腹中寒，上冲皮起，出见有头足，上下痛而不可触近，大建中汤主之。

大建中汤方：蜀椒二合，去汗　干姜四两　人参二两。

上三味，以水四升，煮取二升，去滓，内胶饴一升，微火煎取一升半，分温再服；如一炊顷，可饮粥二升，后更服，当一日食糜，温覆之。

小建中汤的主药是饴糖，大建中汤的主药也是饴糖，一升。大建中汤方药组成为蜀椒、干姜、人参、饴糖。蜀椒、干姜温中散寒、温化寒饮，人参、饴糖益气养津液，温中散寒补虚的力度更大，治疗"心胸中大寒痛"。阳虚寒饮内停，导致呕不能饮食，以胃肠消化道症状为主，故用干姜、蜀椒温中散寒、和胃化饮。

在人参、饴糖补虚基础上用蜀椒、干姜辛温散寒、温化寒饮，明显较小建中汤温中补虚、散寒化饮力度更大，故曰大建中汤。而小建中汤相对来温中、散寒、补虚力度偏弱，故称之为小建中汤。

8. 四个建中汤鉴别：

小建中汤甘温补虚，侧重于补益津液，兼有较弱的解表作用。

黄芪建中汤证的主症是小建中汤证基础上，伴有气虚不足的特点。

当归建中汤证在小建中汤证基础上伴有血虚、血瘀的腹部、少腹疼痛。

大建中汤证是寒邪更重，有寒饮，以腹部寒凝疼痛为主。

24. 当归芍药散

《金匮要略·妇人妊娠病脉证并治第二十》云：妇人怀娠，腹中疞痛，当归芍药散主之。

《金匮要略·妇人杂病脉证并治第二十二》云：妇人腹中诸疾痛，当归芍药散主之。

方药组成

当归三两　芍药一斤　茯苓四两　白术四两　泽泻半斤　芎劳半斤，一作三两

上六味，杵为散，取方寸匕，酒和，日三服。

【方解】

当归、芍药、川芎养血活血祛瘀，白术、茯苓、泽泻益气健胃利水。

【六经方证要点】

1. 太阴病。分层当属于太阴病的气血两虚，气血两虚兼有血瘀、水饮。

2. 以妇人腹中疼痛、脉细弱、舌淡胖为主要症状表现，女性多血虚。

3. 如果阳虚明显者，加肉桂、干姜、附子等。

4. 舌偏胖大齿痕、苔润，用白术、茯苓、泽泻，侧重于痰饮水湿的治疗。

5. 在气虚血虚基础上，还存在着血瘀的因素，当归、川芎、芍药亦能活血祛瘀。

【临床应用注意事项】

1. 本方常常和柴胡桂枝干姜汤合用，是因为本方能够增强柴胡桂枝干姜汤的补益气血的作用。

2. 血不利则为水，故本方病机被称为血虚水盛。

3. 当归芍药散、小建中汤两证都属于太阴病，都有腹痛，芍药的剂量都

大。小建中汤除了饴糖，芍药剂量最大，当归芍药散中剂量最大的是芍药，说明治疗太阴病津血不足所致腹痛，芍药是主药，都体现了芍药的养津液、缓急止痛的作用。

4.太阴病血虚津液不足，以腹痛为基础，有表证或有寒象时，可用小建中汤。腹痛伴有气虚、血瘀或水饮时，用当归芍药散。

5.剂量最大的药物是芍药，一斤，也体现了芍药以滋阴养血、缓急止痛为主要特点。所以治疗血虚腹痛的很多方芍药剂量大，如小建中汤等。

25. 炙甘草汤

第177条：伤寒脉结代，心动悸，炙甘草汤主之。

第178条：脉按之来缓，时一止复来者，名曰结。又脉来动而中止，更来小数，中有还者反动，名曰结，阴也。脉来动而中止，不能自还，因而复动者，名曰代，阴也。得此脉者必难治。

《金匮要略》外台炙甘草汤：治肺痿涎唾多，心中温温液液者。方见虚劳。

方药组成

甘草四两，炙　生姜三两，切　人参二两　生地黄一斤　桂枝三两，去皮　阿胶二两　麦门冬半升，去心　麻仁半升　大枣三十枚，擘

上九味，以清酒七升，水八升，先煮八味，取三升，去滓，内胶，烊消尽，温服一升，日三服。一名复脉汤。

【方解】

人参、炙甘草、生姜、大枣，是最基础最常见的补益气虚组合。

生地黄、麦冬、阿胶、麻仁补益津血，其中麻仁还能润肠通便。

桂枝、炙甘草，辛甘化阳。

【六经方证要点】

1. 太阴病。

2. 太阴病基础上，舌淡、脉细弱，以脉结代、心动悸为主症。

【临床应用注意事项】

1. 中医辨证不辨病，只有用六经辨证为太阴病的脉结代、心动悸，才能考虑炙甘草汤。

2. 本方是补益气血的代表方，后世也称为复脉汤。其实本方还有益气温阳作用，是补益方剂的代表方。

3. 炙甘草汤温阳的底方是桂枝甘草汤，其主症"脉结代、心动悸"和桂枝甘草汤证的"心下悸、欲得按"一脉相承。

4. 桂枝甘草汤、小建中汤、炙甘草汤三证都是以心脏部位症状为主。从后世脏腑辨证来看，肺、脾、胃肠虚寒水饮的时候，用干姜为主。心脏部位的阳气不足的时候，以桂枝、甘草为主。

5. 原文用清酒煎煮，取酒辛温流通气血作用，也可服药时兑入黄酒少许。

26. 温经汤

温经汤出自《金匮要略·妇人杂病脉证并治第二十二》。

问曰：妇人年五十，所病下利（血）数十日不止，暮即发热，少腹里急，腹满，手掌烦热，唇口干燥，何也？师曰：此病属带下。何以故？曾经半产，瘀血在少腹不去，何以知之？其证唇口干燥，故知之。当以温经汤主之。

《医宗金鉴》谓"病下利"之"利"字，当是"血"字。

方药组成

吴茱萸三两　当归二两　芎䓖二两　芍药二两　人参二两　桂枝二两　阿胶二两　生姜二两　牡丹皮二两，去心　甘草二两　半夏半斤　麦门冬一升，去心

上十二味，以水一斗，煮取三升，分温三服。亦主妇人少腹寒，久不受胎，兼取崩中去血，或月水来过多，及至期不来。

【方解】

吴茱萸、桂枝、炙甘草，辛甘化阳、温暖胞宫。

当归、白芍、川芎、阿胶、麦冬、牡丹皮，养血为主，兼以活血祛瘀。

本方益气和胃兼以化饮。

仲景常用参、姜、草、枣来益气养津、补益气血，本方无大枣。

人参、生姜、炙甘草、半夏，也是临床常用组合，如小柴胡汤。

本方用吴茱萸、生姜、人参，有吴茱萸汤方义，更加半夏，辛温化饮降逆。

本方有半夏、生姜，即小半夏汤，推测本方证可伴见有胃肠虚寒水饮的相关症状，如恶心、呕吐等胃肠消化系统症状。

麦冬、半夏、人参、炙甘草，有麦门冬汤含义，照顾到气阴两伤、脾胃

虚弱。

本方实际包含有当归芍药散、吴茱萸汤、炙甘草汤、麦门冬汤等方义。

本方养血活血祛瘀。

【六经方证要点】

1.太阴病，血虚宫寒。

2.太阴病，以月经异常、少腹寒为主症，舌淡、脉弱，辨证属于血虚宫寒者，皆可应用。

3.温经汤证主症是妇人年五十，天癸绝，更年期，病下利数十日不止，以方测证来看当为下血数十日不止，并非肠道下利。

4.本方益气养血温阳，兼以活血祛瘀、和胃。温经汤的温阳药物是吴茱萸、桂枝，吴茱萸剂量大于桂枝，故本方证归属于吴茱萸温阳类方。

5.手掌烦热，唇口干燥，看似有热，实际病机是血虚不足、瘀血化热所致的虚热、上热，往往饮水不多，或喜热饮，舌淡或暗或有瘀斑，苔润而不燥，脉细弱或沉涩。养血活血祛瘀，稍佐清热的牡丹皮、麦冬即可，并不需要苦寒清上热。

6.条文的少腹里急、腹满，病位在少腹，考虑存在瘀血，条文解释为曾经半产、瘀血在少腹不去，并不是根据唇口干燥看出的，而是根据女性、下血不止、暮即发热、少腹里急、腹满，辨认出病机是瘀血在少腹不去。

7.有阳明蓄血，就有太阴蓄血。温经汤证属于太阴蓄血证，常见于女性、月经异常、以少腹部位症状为主要特征，常伴有情志异常。

【临床应用注意事项】

1.临床见到女性，月经异常，不管月经量多还是量少，以小腹凉、手足凉、舌淡、脉细弱为主症，属于血虚宫寒，均可考虑温经汤加减。

2.需注意，男性亦有本方证的可能，有是证用是方，性别不是关键。

3.瘀血明显，如拒按、压痛、舌暗瘀斑，可以加入桃仁、红花。

4.如果便溏、苔腻明显，也可以加入炒白术、茯苓，即合入当归芍药散。

5.阳虚明显，用干姜替代生姜。若加入附子增强温阳，可陈皮替代半夏。

6.脉虚弱明显，可以加入熟地黄、附子。

7.本方清热力度不足，见到失眠、心烦、口腔溃疡等，需要适当加入清热的药物。上热轻的加生龙骨、牡蛎，上热重的加黄连、黄芩。上热下寒的也可以考虑先用柴胡桂枝干姜汤合当归芍药散，后续用温经汤加减。

8.津血同源，养血就是养津液，四物汤里面的熟地黄、当归、白芍，也是养津液的常用药。温经汤的麦冬养阴亦养血。

9.吴茱萸，后世认为入肝经，肝经虚寒时多有应用。在《伤寒论》中吴茱萸汤的三条条文，以阳虚水饮上逆症状为主，温经汤用吴茱萸、桂枝温阳。

10.温经汤证是阴证，机能沉衰不足，胃肠功能也弱，所以有吴茱萸、半夏、生姜、人参、甘草温中和胃。

11.温经汤、炙甘草汤，都有补益气血阴阳作用。但炙甘草汤偏补气血，病位偏上，以心悸、脉结代为主。温经汤偏补血虚、温宫寒，病位偏下，以月经疾病、腹凉为主。

27. 半夏厚朴汤

妇人咽中如有炙脔，半夏厚朴汤主之。

半夏厚朴汤方：《千金》作胸满，心下坚，咽中帖帖，如有炙肉，吐之不出，吞之不下。

方药组成

半夏一升　厚朴三两　茯苓四两　生姜五两　干苏叶二两

上五味，以水七升，煮取四升，分温四服，日三夜一服。

【方解】

半夏、茯苓、生姜，是小半夏加茯苓汤，温化痰饮。

苏叶辛温解表、兼以和胃化痰，厚朴苦温行气化痰。

【六经方证要点】

1. 太阴病，痰饮水湿证。

2. 痰饮水湿郁阻气机，以咽部不利、咽部异物感为主症。慢性咳嗽，辨证为太阴病痰饮水湿证，有咽部异物感，多用本方证。

3. 痰饮水湿郁阻气机，也可见胸闷、咳嗽、胃胀等。

4. 舌苔多见舌淡、苔白腻，脉滑。

【临床应用注意事项】

1. 本方是病痰饮者当以温药和之的代表方证，用药偏温，温化痰饮兼以行气除满。

2. 本方常加入杏仁增强行气化痰湿，利于呼吸道症状咳嗽、气喘等。

3. 如果无表证，可用苏梗，痰多咳重，可用紫苏子替代。

4. 脉弱、便溏，常加入四君子汤增强扶正，杜绝痰饮生成。

28.《外台》茯苓饮

《外台》茯苓饮条文：治心胸中有停痰宿水，自吐出水后，心胸间虚，气满不能食，消痰气，令能食。

方药组成

茯苓　人参　白术各三两　枳实二两　橘皮二两半　生姜四两

上六味，水六升，煮取一升八合，分温三服，如人行八九里进之。

【方解】

人参、白术、茯苓，益气健脾，其中白术、茯苓兼有利水功能，再加炙甘草，即四君子汤。

陈皮、枳实、生姜，即橘枳姜汤，行气除满，兼以化痰湿。

【六经方证要点】

1. 太阴病，痰饮水湿证。

2. 痰饮水湿郁阻气机，以胸闷、纳差、胃胀为主症，舌淡齿痕，脉沉。

3. 本方是消化科、呼吸科常用方证。

【临床应用注意事项】

1. 本方攻补兼施，在参、苓、术补益基础上，用橘枳姜汤行气除满化痰饮，解决痰饮郁阻气机导致的胸闷、胃胀、不能食，可以认为是枳术丸的加强方。

2. 如果气机不利明显，胸闷、胃胀明显者，陈皮常用 30g。

3. 便溏用炒白术，便干用生白术。

4. 大便难、腹胀用枳实替代枳壳。

5. 常加入半夏增强行气化痰饮作用，包含有小半夏加茯苓汤、六君子汤方义。

6. 根据虚实比例动态调整，虚多则参、苓、术剂量大，痰湿重则橘枳姜汤剂量大。本方标本兼治，即攻逐痰饮，又健脾杜绝生痰之源。

7.本方既能行气化痰，又能补益扶正，是太阴病痰饮水湿证常用方。半夏厚朴汤侧重于行气化痰，补益不足。本方有补益作用。也常在《外台》茯苓饮基础上，合入半夏厚朴汤增强行气化痰之力。

29.苓桂术甘汤

第 67 条：伤寒若吐、若下后，心下逆满，气上冲胸，起则头眩，脉沉紧，发汗则动经，身为振振摇者，茯苓桂枝白术甘草汤主之。

《金匮要略·痰饮咳嗽病脉证并治第十二》云：心下有痰饮，胸胁支满，目眩，苓桂术甘汤主之。

《金匮要略·痰饮咳嗽病脉证并治第十二》云：夫短气有微饮，当从小便去之，苓桂术甘汤主之；肾气丸亦主之。

方药组成

茯苓四两　桂枝三两，去皮　白术　甘草各二两，炙
上四味，以水六升，煮取三升，去滓，分温三服。

【方解】

桂枝、甘草辛甘化阳，温阳利于水饮祛除。

白术、茯苓健脾利水，也是常用药对。

【六经方证要点】

1.太阴病，痰饮水湿证。

2.太阴病，痰饮水湿，主症为：心下满，伴有水饮上逆的症状，如头部眩晕、耳鸣，且无明显内热。

3.舌淡齿痕苔润，无明显口渴或不喜饮或喜热饮。

【临床应用注意事项】

1.本方证是后世认为"病痰饮者当以温药和之"的代表方证，其实本方侧重于健脾利水化饮，化痰力度不足。半夏厚朴汤侧重于温化痰饮，本方侧重于温化水饮。

2.小便不利，常加猪苓、泽泻。

3.本方常加半夏增强温化痰饮，且半夏有降逆作用，利于水饮上逆的症状，如眩晕、呕逆等。

30. 五苓散

第 71 条：太阳病，发汗后，大汗出，胃中干，烦躁不得眠，欲得饮水者，少少与饮之，令胃气和则愈。若脉浮，小便不利，微热消渴者，五苓散主之。

第 72 条：发汗已，脉浮数烦渴者，五苓散主之。

第 73 条：伤寒，汗出而渴者，五苓散主之；不渴者，茯苓甘草汤主之。

第 74 条：中风发热，六七日不解而烦，有表里证，渴欲饮水，水入则吐者，名曰水逆，五苓散主之。

第 156 条：本以下之，故心下痞，与泻心汤。痞不解，其人渴而口燥烦，小便不利者，五苓散主之。

第 244 条：太阳病，寸缓关浮尺弱，其人发热汗出，复恶寒，不呕，但心下痞者，此以医下之也。如其不下者，病人不恶寒而渴者，此转属阳明也。小便数者，大便必硬，不更衣十日，无所苦也。渴欲饮水，少少与之，但以法救之。渴者，宜五苓散。

第 141 条：病在阳，应以汗解之，反以冷水潠之，若灌之，其热被劫不得去，弥更益烦，肉上粟起，意欲饮水，反不渴者，服文蛤散；若不差者，与五苓散。寒实结胸，无热证者，与三物小陷胸汤。

《金匮要略·痰饮咳嗽病脉证并治第十二》云：假令瘦人，脐下有悸，吐涎沫而癫眩，此水也，五苓散主之。

《金匮要略·消渴小便不利淋病脉证并治第十三》云：脉浮，小便不利，微热消渴者，宜利小便、发汗，五苓散主之。方见上。

《金匮要略·消渴小便不利淋病脉证并治第十三》云：渴欲饮水，水入则吐者，名曰水逆，五苓散主之。

⟨ **方药组成** ⟩

猪苓十八铢，去皮　泽泻一两六铢　白术十八铢　茯苓十八铢　桂枝半

两，去皮

上五味，捣为散，以白饮和服方寸匕，日三服。多饮暖水，汗出愈，如法将息。

【方解】

白术、茯苓，健脾祛湿。

猪苓、泽泻，淡渗利湿。

桂枝辛温，温阳化气，利于痰饮水湿的祛除。

本方可以认为是苓桂术甘汤去炙甘草，加猪苓、泽泻而来。

【六经方证要点】

1.太阴病，痰饮水湿证，水饮内停。

2.太阴病，以口渴、小便不利为主症。常见舌淡胖大齿痕苔润，虽有口渴但饮水不多，或渴喜热饮，常有下肢水肿者。

【临床应用注意事项】

1.本方可以看作淡渗利水的代表方。

2.从条文看，五苓散证典型症状是微热、消渴、小便不利、脉浮。应用时抓住太阴病痰饮水湿证，口渴但饮水不多、小便不利、舌淡胖大齿痕苔润者，皆可应用。

3.本方的桂枝有解表作用，但解表力量较弱，五苓散临床并非一定见到表证。

4.本方属于阴证，机能沉衰不足导致水饮内停，用桂枝温阳、白术益气，如果阳虚明显，附子、干姜也可加入。

5.口渴是水饮不化的口渴。如果水饮化热明显，需要加入滑石、生薏米、竹叶等，参考猪苓汤。

31. 真武汤

第 82 条：太阳病发汗，汗出不解，其人仍发热，心下悸，头眩，身瞤动，振振欲擗地者，真武汤主之。

第 316 条：少阴病，二三日不已，至四五日，腹痛，小便不利，四肢沉重疼痛，自下利者，此为有水气，其人或咳，或小便利，或下利，或呕者，真武汤主之。

方药组成

茯苓三两　芍药三两　白术二两　生姜三两，切　**附子一枚，炮，去皮，破八片**

上五味，以水八升，煮取三升，去滓，温服七合，日三服。若咳者，加五味子半升，细辛一两，干姜一两；若小便利者，去茯苓；若下利者，去芍药，加干姜二两；若呕者，去附子，加生姜，足前为半斤。

【方解】

白术、茯苓，益气利水。

附子温阳，生姜温胃化饮，也能解表，配合附子温阳强壮解表，治疗少阴病。

芍药养津液，照顾津液不足的病机。

【六经方证要点】

1. 少阴太阴合病。病性为阳虚、阴虚，病位在表，又有水饮内停，属于阴证的外邪里饮，少阴太阴合病。

2. 体表的水肿，也属于表证。本方是温化水饮，因生姜解表，故本方证被认为是阳虚水泛，水泛于表，就是阴证的外邪里饮。

3. 表证，除了表现为发热，常表现为体表的水肿。因津液不足，加入芍药养津液，减弱发汗力度避免伤津液，不用麻黄、桂枝，选择生姜解表兼以化饮。

4.太阴病基础上，痰饮水湿证，伴有体表水肿或表证不解，舌淡润，脉沉弱无力明显者。

【临床应用注意事项】

1.有芍药、附子，也可以认为是芍药甘草附子汤去甘草。附子温阳，芍药养阴，在阴阳双补基础上，合入白术、茯苓增强益气利水，加生姜解表兼以化饮。

2.不用甘草，说明病情相对急迫，避免甘草的甘缓。

3.真武汤证和附子汤证类似，都属于少阴太阴合病，阴证的表里合病，都存在阳虚、津虚和水饮内停的情况。但从用药来看，附子汤里证更加急迫，故舍表救里，不解表。真武汤仍属于表里双解法，可见附子汤证里虚寒程度较真武汤证更重，用附子、人参扶正。附子汤证阳虚程度更重，侧重于补，不解表。真武汤证阳虚相对轻，水饮更重，存在表证（水泛在表、四肢水肿），表里双解，温阳解表兼以温阳化饮，这是二方的鉴别，见表11。

表11　附子汤、真武汤方药鉴别

方剂	相同药物	不同药物	治法
附子汤	炮附子二枚、茯苓三两、白术四两、芍药三两	人参二两	舍表，增强益气生津液
真武汤	附子一枚、茯苓三两、白术二两、芍药三两	生姜三两	表里双解

32. 猪苓汤

第 223 条：若脉浮发热，渴欲饮水，小便不利者，猪苓汤主之。

第 224 条：阳明病，汗出多而渴者，不可与猪苓汤，以汗多胃中燥，猪苓汤复利其小便故也。

第 319 条：少阴病，下利六七日，咳而呕渴，心烦不得眠，猪苓汤主之。

方药组成

猪苓去皮　茯苓　泽泻　阿胶　滑石碎，各一两

上五味，以水四升，先煮四味，取二升，去滓，内阿胶烊消。温服七合，日三服。

【方解】

猪苓、茯苓、泽泻，也是五苓散中的药物，淡渗利水，其中猪苓、泽泻偏凉，利水不助热。

阿胶养津液。因为阿胶价格较贵重，都用来养血了，在《伤寒论》中，阿胶既用于养血，也常用于养津液。

滑石，清热利小便，导热下行，给邪以出路。

【六经方证要点】

1. 太阴病，痰饮水湿证，水饮化热。

2. 病机为水饮内停化热，本方虽有清热，但从痰饮水湿角度来看，仍属于太阴病。

3. 主症：口渴、小便不利。本方的口渴，更多是水饮化热，所以口渴或喜凉饮，往往伴有小便疼痛、尿道灼热、小便黄赤等，舌偏红，脉偏数或滑。

【临床应用注意事项】

1. 猪苓汤清热利水，兼有阴伤。热重，竹叶、栀子也可加入。津液损

伤，生地黄、麦冬也可加入。

2.从条文来看，五苓散、猪苓汤两证症状高度类似，都有脉浮、发热、口渴、小便不利，不能从症状去鉴别，要从六经、病机去鉴别。

3.五苓散证是太阴病水饮内停，偏于寒饮，并无明显热象。猪苓汤证是太阴病水饮化热，热象明显（曾被称为阳明太阴合病）。

4.痰饮水湿证，口渴、小便不利时，判断热象明显，用猪苓汤，热象不著，用五苓散。

五、表里合病

表里合病的治疗原则

表里合病，要先辨阴阳。看患者是阴证还是阳证，再决定下一步的治疗方向。

1. 阳证的表里合病，里证不急迫，则先表后里，里证急迫则表里双解。

阳证，正气不虚，不需要担心正气的问题，祛邪为主，所以强调先表后里或表里双解，强调下不厌迟。

如太阳阳明合病，表不解，不能单纯治里，不能单纯清热或攻下。治法是先表后里或表里双解，表里双解常用方有大青龙汤、麻杏甘石汤、葛根芩连汤等。表不解的情况下，绝对不能单纯治疗阳明病。

2. 阴证的表里合病。里证急迫，则舍表救里，里证不急迫则表里双解。

阴证，机体功能沉衰、正气不足，多有内伤，因此外感后，单纯的表阴证相对少见，多是表里合病，需要扶正祛邪。

若里阴证不急迫，津液、阳气尚可，则表里双解。若里证急迫，如出现下利清谷、脉微欲绝、手足厥逆的时候，类似休克状态，津液、阳气虚衰明显，发汗就会再伤津液，雪上加霜，所以治法是舍表救里，先保命再治病，侧重于扶正。

这条形象地描述为休克患者的表证，不能解表，需要先救命再治病，舍表救里。如第91条、第372条所述。

第91条：伤寒，医下之，续得下利，清谷不止，身疼痛者，急当救里；后身疼痛，清便自调者，急当救表。救里宜四逆汤，救表宜桂枝汤。

第 372 条：下利腹胀满，身体疼痛者，先温其里，乃攻其表。温里宜四逆汤，攻表宜桂枝汤。

3.外邪里饮，属于阴证的表里合病，如小青龙汤方证，治法是表里双解。不解表则水饮不去，不化饮则表证不解，反而容易激动水饮，变症百出。如果阳虚，再加附子。如果化热，亦可加入生石膏等。

33. 大青龙汤

第38条：太阳中风，脉浮紧，发热恶寒，身疼痛，不汗出而烦躁者，大青龙汤主之。若脉微弱，汗出恶风者，不可服之。服之则厥逆，筋惕肉眮，此为逆也。

第39条：伤寒脉浮缓，身不疼，但重，乍有轻时，无少阴证者，大青龙汤发之。

方药组成

麻黄六两，去节　桂枝二两，去皮　甘草二两，炙　杏仁四十枚，去皮尖　生姜三两，切　大枣十枚，擘　石膏如鸡子大，碎

上七味，以水九升，先煮麻黄，减二升，去上沫，内诸药，煮取三升，去滓，温服一升，取微似汗。汗出多者，温粉粉之。一服汗者，停后服。若复服，汗多亡阳遂（一作逆）虚，恶风烦躁，不得眠也。

【方解】

麻黄、桂枝、杏仁、炙甘草是麻黄汤，加生姜辛温发汗解表，治疗太阳病。生姜、大枣、炙甘草有补益作用，避免过于发汗损伤津液、顾护胃气。

生石膏辛寒清热，治疗阳明病里热。

【六经方证要点】

1. 太阳阳明合病，外寒里热。本方辛温解表发汗兼以清热，属于表里双解。

2. 本方是阳证的表里合病，表证重，表现为麻黄汤证，典型症状表现为发热、恶寒、身疼痛、不汗出、脉浮紧。

3. 在太阳病麻黄汤证基础上，见到烦躁、口渴、舌红、脉滑数等里热表现，无大便难，加生石膏寒凉清热，即大青龙汤方证。烦躁是阳明里热的表现，在临床中只要判断存在阳明里热，皆可应用。

4.本方需要具备三个要素，阳证、表证、里热缺一不可。平素属于阳证体质、脉滑数有力，同时表证相对重、无汗；且伴有阳明无形之热者，皆属大青龙汤方证。

【临床应用注意事项】

1.麻黄汤中麻黄三两，大青龙汤中麻黄六两。看似本方解表发汗力量大，实际上因为生石膏能够制约麻黄的发汗力度，所以本方发汗力度并不大。

2.注意微微汗出，见汗止后服，避免过汗伤津液、伤正气。

3.注意鉴别阳明里热是有形之热还是无形之热。本方证的热属于阳明病无形之热，不伴有大便难，如果大便难的阳明里热，属于有形之热，需要用大黄等攻下。

4.如果有痰热，需要清热化痰，用黄芩、贝母等，不用生石膏。

5.大青龙汤证是阳证，外寒里热，是太阳阳明合病，阳证体质患者外感后容易表现为大青龙汤方证。小青龙汤证是阴证，外寒里饮，是少阴太阴合病，阴证的痰饮水湿患者，外感后容易表现为小青龙汤方证。

34. 麻黄杏仁甘草石膏汤

第 63 条：发汗后，不可更行桂枝汤，汗出而喘，无大热者，可与麻黄杏仁甘草石膏汤[1]。

第 162 条：下后不可更行桂枝汤，若汗出而喘，无大热者，可与麻黄杏子甘草石膏汤。

方药组成

麻黄四两　杏仁五十个，去皮尖　甘草二两，炙　石膏半斤，碎，绵裹

上四味，以水七升，先煮麻黄，减二升，去白沫，内诸药，煮取三升，去滓，温服一升。本云黄耳杯。

【方解】

麻黄、杏仁、甘草，是三拗汤，麻黄汤去桂枝，解表平喘。

生石膏味辛微寒，寒凉清热。

【六经方证要点】

1. 太阳阳明合病，外寒里热。本方辛温解表发汗兼以清热，属于表里双解。

2. 本方是阳证的表里合病，表证轻，里热重，典型症状表现为发热、汗出、喘、脉偏浮滑。

3. 本方去桂枝，减弱了解表发汗力度，所以本方表证轻，有汗出，但呼吸道咳、喘症状相对明显，同时表证不解、伴有里热。

【临床应用注意事项】

1. 本方是临床常用方证，解表发汗兼清里热，表里双解，也是辛凉解表

---

[1] 麻黄杏仁甘草石膏汤：可与越婢汤作对比。风水，恶风，一身悉肿，脉浮不渴，续自汗出，无大热，越婢汤主之。

的代表方证。

2.麻杏石甘汤中麻黄四两,生石膏半斤(八两),白虎汤中生石膏为一斤(十六两),所以麻杏石甘汤证的里热尚未到达白虎汤证的程度,如果里热重,可加大生石膏剂量。

3.如果表证重,可加大麻黄剂量,甚至加入桂枝,考虑大青龙汤方证。

4.如果里热重,可加大生石膏剂量,甚至合入白虎汤。

5.麻杏石甘汤有杏仁,所以呼吸道症状相对明显,可见到汗出而喘、咳嗽。

6.大青龙汤证是以麻黄汤证为基础,表证重,里热相对轻。麻杏石甘汤证是表证相对轻,里热重,以汗出、喘为主症。

35. 小青龙汤（附：射干麻黄汤、厚朴麻黄汤）

第40条：伤寒表不解，心下有水气，干呕发热而咳，或渴，或利，或噎，或小便不利，少腹满，或喘者，小青龙汤主之。

第41条：伤寒心下有水气，咳而微喘，发热不渴。服汤已渴者，此寒去欲解也，小青龙汤主之。

《金匮要略·痰饮咳嗽病脉证并治第十二》云：咳逆倚息不得卧，小青龙汤主之。

《金匮要略·痰饮咳嗽病脉证并治第十二》云：病溢饮者，当发其汗，大青龙汤主之，小青龙汤亦主之。

《金匮要略·妇人杂病脉证并治第二十二》云：妇人吐涎沫，医反下之，心下即痞，当先治其吐涎沫，小青龙汤主之。涎沫止，乃治痞，泻心汤主之。

方药组成

麻黄去节　芍药　细辛　干姜　甘草炙　桂枝各三两，去皮　五味子半升　半夏半升，洗

上八味，以水一斗，先煮麻黄，减二升，去上沫，内诸药，煮取三升，去滓，温服一升。若渴，去半夏，加瓜蒌根三两；若微利，去麻黄，加荛花，如一鸡子，熬令赤色；若噎者，去麻黄，加附子一枚，炮；若小便不利，少腹满者，去麻黄，加茯苓四两；若喘，去麻黄，加杏仁半升，去皮尖。且荛花不治利。麻黄主喘，今此语反之，疑非仲景意。臣亿等谨按：小青龙汤大要治水。又按《本草》，荛花下十二水，若水去，利则止也。又按《千金》，形肿者应内麻黄，乃内杏仁者，以麻黄发其阳故也。以此证之，岂非仲景意也。

【方解】

麻黄、桂枝、芍药、炙甘草，是麻黄汤、桂枝汤的药物，辛温解表。

干姜、炙甘草，辛甘化阳，配合半夏、细辛、五味子温化水饮。

【六经方证要点】

1.少阴太阴合病，阴证的外邪里饮。

2.本方证心下有水气，是寒饮内停，用干姜、半夏、细辛、五味子温化寒饮，属于机能沉衰不足的阴证。小青龙汤证的寒饮内停，可表现为大量清稀泡沫痰、落地成水，大量清鼻涕，舌淡、苔润或滑，无口渴。

3.阴证基础上外感表证，是表阴证，即少阴病。麻黄、桂枝、白芍、炙甘草解表，针对的是病位，不能因为用麻黄、桂枝解表，就说是太阳病。本方证六经归属于阴证的外邪里饮，辨六经为少阴太阴合病。

4.小青龙汤证的表证相对较重，可见到类似麻黄汤证的表证，如发热、恶寒、身疼痛、不汗出、脉浮。

5.常见于慢性咳痰喘患者，平素寒饮内停，属太阴病，外感后常见少阴太阴合病的小青龙汤方证。

【临床应用注意事项】

1.小青龙汤证属于阴证的外邪里饮、少阴太阴合病。治疗上一方面解表，一方面温化水饮。表证解后，继续从太阴病痰饮水湿论治。

2.对于寒性水饮，没有表证，可以用小青龙汤去麻黄、桂枝，如苓甘五味姜辛夏杏汤等。

3.小青龙汤有两个加减，一个是水饮化热加生石膏，即小青龙加生石膏汤，一个是阳虚明显，加附子。当然也能见到复杂病机的小青龙汤加生石膏、附子方证。

4.小青龙汤属于表里双解法，外感解后，可继续温化痰饮，以杜绝生痰之源，可考虑苓甘五味姜辛夏杏汤或六君子汤等。

5.小青龙汤有2个类方：射干麻黄汤、厚朴麻黄汤。

射干麻黄汤方

射干十三枚（一法三两）　麻黄四两　生姜四两　细辛　紫菀　款冬花

各三两　五味子半升　大枣七枚　半夏大者，洗，八枚，一法半升

上九味，以水一斗二升，先煮麻黄两沸，去上沫，内诸药，煮取三升，分温三服。

厚朴麻黄汤

咳而脉浮者，厚朴麻黄汤主之。脉沉者，泽漆汤主之。

厚朴麻黄汤方

厚朴五两　麻黄四两　石膏如鸡子大　杏仁半升　半夏半升　干姜二两　细辛二两　小麦一升　五味子半升

上九味，以水一斗二升，先煮小麦熟，去滓，内诸药，煮取三升，温服一升，日三服。

小青龙汤证偏寒饮，射干麻黄汤证偏痰饮，在小青龙汤基础上，有喉间哮鸣音、痰多者，可考虑射干麻黄汤方证。

在小青龙汤证基础上，水饮化热，以胸闷气喘伴有口渴、烦躁者，考虑厚朴麻黄汤方证。

六、少阳病、厥阴病诊断标准、治法、方证

（一）重点条文

第 263 条：少阳之为病，口苦、咽干、目眩也。

第 264 条：少阳中风，两耳无所闻，目赤，胸中满而烦者，不可吐下，吐下则悸而惊。

第 265 条：伤寒，脉弦细、头痛发热者，属少阳。少阳不可发汗，发汗则谵语，此属胃，胃和则愈，胃不和，烦而悸。

第 97 条：血弱气尽，腠理开，邪气因入，与正气相抟[1]，结于胁下，正邪分争，往来寒热，休作有时，默默不欲饮食，脏府相连，其痛必下，邪高痛下，故使呕也，小柴胡汤主之。服柴胡汤已，渴者，属阳明，以法治之。

第 326 条：厥阴之为病，消渴，气上撞心，心中疼热，饥而不欲食，食则吐蛔，下之利不止。

第 329 条：厥阴病，渴欲饮水者，少少与之愈。

（二）少阳病、厥阴病的诊断标准

半表半里证＋阳证＝少阳病。半表半里证＋阴证＝厥阴病。

1.半表半里的典型症状有口苦、咽干、目眩，以及柴胡四大症的往来寒热、胸胁苦满、默默不欲饮食、心烦喜呕。其中胸胁苦满为标志性症状。

2.表证多以体表症状为主，里证多以腹部、胃肠、胞宫症状为主，半表

---

[1] 抟，搏。

半里证多以胸胁部位为主。

3.非典型的可以通过排除法，排除了表证、里证，即半表半里证。病性属阳者即少阳病，病性属阴者即厥阴病。

4.半表半里证，存在血弱气尽、腠理开、邪气因入，本身气血不足，即使是少阳病的小柴胡汤证，也存在虚证，有参、姜、草、枣来补益气血。

5.半表半里证，伴有寒象或阳虚，如便溏、尿频、腹凉、足凉等，即半表半里阴证的厥阴病，如柴胡桂枝干姜汤证，治法为寒热并治。虽然有气血津液不足，但无寒象或无阳虚者，不需要附子、肉桂、干姜温阳，仍属半表半里阳证的少阳病，如小柴胡汤证。

6.厥阴病的病机是邪在半表半里，寒热错杂，阴证基础伴见上热。上热常见症状有：寒热往来、胸胁苦满、心烦（心中疼热）、眠差、口渴但饮水不多、口苦、咽干、目眩等，下寒常见症状有纳差、下利、夜尿频、腹凉、四肢厥逆、宫寒痛经等。

（三）少阳病、厥阴病的治法及代表方药

半表半里证，邪不在表不在里，所以要禁汗、吐、下。其治疗大法只能是用和法。

少阳病治法是和法，厥阴病也是和法。

少阳病在益气养血基础上和以清热，厥阴病在温阳基础上和以清热，即清上热、温下寒并用。也可以这么认为，少阳病的治法是和法，厥阴病的治法是和法的基础上兼以温阳。

少阳病、厥阴病的治法都属于扶正祛邪，只不过前者的扶正，是益气养血，源自半表半里病机，存在血弱气尽。厥阴病是阴证，需要温阳、温阳扶正。

半表半里证都存在虚的特点，如果阳气虚，需要温阳，就是阴证的厥阴病。阳气不虚，不需要温阳的时候，即使用参、姜、草、枣益气养血，也不

是厥阴病，而是阳证的少阳病。

厥阴病是病位在半表半里的阴证，治疗用温药。阴证的本质是正气虚（阳气虚），所以三阴证的治法就是扶正（温阳），代表用药是姜、桂、附、吴茱萸等，简称附桂吴姜（富贵无疆）。

少阳病的方有：小柴胡汤、四逆散，还有太阳少阳合病的柴胡桂枝汤，少阳阳明合病的大柴胡汤、小柴胡加芒硝汤、柴胡加龙骨牡蛎汤、小柴胡加生石膏汤等。

厥阴病方：柴胡桂枝干姜汤，半夏泻心汤类方（甘草泻心汤、生姜泻心汤、黄连汤、干姜黄芩黄连人参汤），乌梅丸。

36. 小柴胡汤

第 96 条：伤寒五六日中风，往来寒热，胸胁苦满，默默不欲饮食，心烦喜呕，或胸中烦而不呕，或渴，或腹中痛，或胁下痞硬，或心下悸，小便不利，或不渴，身有微热，或咳者，小柴胡汤主之。

第 97 条：血弱气尽，腠理开，邪气因入，与正气相抟，结于胁下，正邪分争，往来寒热，休作有时，默默不欲饮食，脏腑相连，其痛必下，邪高痛下，故使呕也，小柴胡汤主之。服柴胡汤已，渴者，属阳明，以法治之。

第 37 条：太阳病，十日以去，脉浮细而嗜卧者，外已解也。设胸满胁痛者，与小柴胡汤。脉但浮者，与麻黄汤。

第 98 条：得病六七日，脉迟浮弱，恶风寒，手足温，医二三下之，不能食，而胁下满痛，面目及身黄，颈项强，小便难者，与柴胡汤，后必下重；本渴饮水而呕者，柴胡汤不中与也，食谷者哕。

第 99 条：伤寒四五日，身热恶风，颈项强，胁下满，手足温而渴者，小柴胡汤主之。

第 229 条：阳明病，发潮热，大便溏，小便自可，胸胁满不去者，与小柴胡汤。

第 230 条：阳明病，胁下硬满，不大便而呕，舌上白胎者，可与小柴胡汤。上焦得通，津液得下，胃气因和，身濈然汗出而解。

第 231 条：阳明中风，脉弦浮大而短气，腹都满，胁下及心痛，久按之气不通，鼻干不得汗，嗜卧，一身及目悉黄，小便难，有潮热，时时哕，耳前后肿，刺之小差，外不解，病过十日，脉续浮者，与小柴胡汤。

第 266 条：本太阳病不解，转入少阳者，胁下硬满，干呕不能食，往来寒热，尚未吐下，脉沉紧者，与小柴胡汤。

第 100 条：伤寒，阳脉涩，阴脉弦，法当腹中急痛，先与小建中汤，不差者，小柴胡汤主之。

第 101 条：伤寒中风，有柴胡证，但见一证便是，不必悉具。凡柴胡汤病证而下之，若柴胡证不罢者，复与柴胡汤，必蒸蒸而振，却复发热汗出而解。

第 379 条：呕而发热者，小柴胡汤主之。

第 394 条：伤寒差以后，更发热，小柴胡汤主之。脉浮者，以汗解之，脉沉实者，以下解之。

第 144 条：妇人中风，七八日续得寒热，发作有时，经水适断者，此为热入血室，其血必结，故使如疟状，发作有时，小柴胡汤主之。

方药组成

柴胡半斤 黄芩三两 人参三两 半夏半升，洗 甘草炙 生姜各三两，切 大枣十二枚，擘

上七味，以水一斗二升，煮取六升，**去滓，再煎取三升**，温服一升，日三服。若胸中烦而不呕者，去半夏、人参，加瓜蒌实一枚；若渴，去半夏，加人参，合前成四两半，瓜蒌根四两；若腹中痛者，去黄芩，加芍药三两；若胁下痞硬，去大枣，加牡蛎四两；若心下悸，小便不利者，去黄芩，加茯苓四两；若不渴，外有微热者，去人参，加桂枝三两，温覆微汗愈；若咳者，去人参、大枣、生姜，加五味子半升，干姜二两。

【方解】

柴胡、黄芩和解清热。

人参、生姜、大枣、炙甘草，是仲景常用基础补益药物组合，可以看作仲景的四君子汤。

加半夏和胃降逆止呕。

【六经方证要点】

1. 少阳病的代表方。

2. 小柴胡汤证或然证比较多，诊断要点是半表半里证＋阳证。其中半表

半里常见症状表现：口苦、咽干、目眩，以及柴胡四大症的往来寒热、胸胁苦满、默默不欲饮食、心烦喜呕。

3.采用排除法诊断半表半里证。没有明显表证，没有明显里证，且阳气不虚的时候，考虑少阳病。少阳病基础上见到柴胡四大症，首先考虑小柴胡汤方证。

4.病位在半表半里，而且是偏于阳证的时候，同时又具备了小柴胡汤四大症的时候，这就是一个小柴胡汤方证。《伤寒论》中小柴胡汤条文总共13条，含有胸胁部位描述的就有9条，占到2/3，可见胸胁苦满为标志性症状。

5.小柴胡汤是半表半里阳证的少阳病，往往由表证陷入于半表半里而来。半表半里证存在气血不足的基础，即使是阳证的小柴胡汤，也用参、姜、草、枣照顾血弱气尽腠理开的病机。

6.小柴胡汤的和法，离不开参、姜、草、枣的补益。本方七味药物，其中五味都在照顾脾胃，契合了"血弱气尽腠理开、邪气因入"的病机。

7.少阳病的脉弦，其实是脉弦细，说明本身存在气血不足。

【临床应用注意事项】

1.典型的寒热往来，柴胡剂量大，常用24g～40g。无发热的小柴胡证，柴胡剂量常用12g～18g。

2.小柴胡汤的和解作用，不仅仅是在于柴胡、黄芩的和解清热，更重要的是在于参、姜、草、枣的补益气血、扶正祛邪，照顾到了血弱气尽腠理开、邪气因入的病机状态。如徐灵胎在《医学源流论》中所言：小柴胡之力，全在人参也。临床上经常有些人方中只是用了一个柴胡、黄芩，就说这是一个小柴胡汤的加减，是不合适的。因为小柴胡汤中去掉了人参、生姜、甘草、大枣，就失去了和解作用。

3.小柴胡汤证的或然证比较多，在于半表半里病位的特殊性。表证是正邪交争于人体的体表、人体的边境线，以四肢体表、肌肉关节、鼻部、呼吸系统症状为主，里证是胃肠系统、腹部症状为主，除此以外的大多症状反应都可归入于半表半里，所以半表半里症状复杂多变。

4.正是因为半表半里证的或然证多，很难凝练归纳提出一个相对明确的诊断标准，少阳病的提纲条文"口苦、咽干、目眩"，也是不全面的。

5.小柴胡汤不是发汗剂。小柴胡汤证是半表半里证，邪不在表，绝对不能用发汗的。服小柴胡汤后，因为"上焦得通，津液得下，胃气因和，身濈然汗出而解"，是因为小柴胡汤和解半表半里热邪之后，阴阳调和，才会有身濈然汗出的表现，并不是因为小柴胡汤是发汗剂。况且仲景反复强调半表半里不可发汗，如第265条："少阳不可发汗，发汗则谵语。"因此小柴胡汤和解半表半里，不是发汗剂。

6.方后注去滓再煎的意义。换个最简单的思维，去滓再煎其实就是药物煎煮时间更长，是药物的一个浓缩过程，更有利于药物之间成分的融合。去滓再煎的往往是和法的方剂，比如小柴胡汤、柴胡桂枝干姜汤、半夏泻心汤类方等。

7.当前颗粒剂用得比较多，缺少药物之间充分煎煮融合的过程，对于半表半里和法方证，为了提高疗效，颗粒剂溶开之后再煮沸三五分钟，这样能够起到类似去滓再煎的作用。对于饮片，嘱煎煮时间长一些即可。

8.小柴胡汤方后注，经考证，并非仲景原文，但临床可做参考。

9.小柴胡汤方证基础上，伴有表证不解，用柴胡桂枝汤。有阳明里热，无大便难，用小柴胡汤加生石膏。表证不解伴有阳明里热，用小柴胡汤合麻杏甘石汤。伴有潮热、大便不难，属少阳阳明合病，用小柴胡汤加芒硝汤。伴有阳明腑实、大便难者，用大柴胡汤。少阳阳明合病，以谵语、烦惊、小便不利、大便难为主，用柴胡加龙骨牡蛎汤。

37. 四逆散

第318条：少阴病，四逆，其人或咳或悸，或小便不利，或腹中痛，或泄利下重者，四逆散主之。

方药组成

甘草炙　枳实破，水渍，炙干　柴胡　芍药

上四味，各十分，捣筛，白饮和服方寸匕，日三服。咳者，加五味子、干姜各五分，并主下利；悸者，加桂枝五分；小便不利者，加茯苓五分；腹中痛者，加附子一枚，炮令坼；泄利下重者，先以水五升煮薤白三升。煮取三升，去滓，以散三方寸匕内汤中，煮取一升半，分温再服。

枳实芍药散：产后腹痛，烦满不得卧。枳实芍药散主之。

枳实芍药散方

枳实烧令黑，勿太过　芍药等分

上二味，杵为散，服方寸匕，日三服。并主痈脓，以麦粥下之。

【方解】

芍药、甘草养阴，缓急止痛。

柴胡、枳实疏利半表半里气机。

治疗气机不利，阴虚化热的少阳病。

【六经方证要点】

1. 少阳病代表方，也是脏腑辨证疏肝解郁的基础方。

2. 本方或然证多，病机是：少阳病，阴虚不足，气郁化热。抓住核心症状：脉弦细，以胸部、腹部气机不利为病机，如胸胁苦满、腹满、腹痛，同时伴有阴虚内热，如手足心热。

3. 常见于女性，心情郁闷，手足心热，舌偏红偏干，脉多弦细。

4. 本方虽然条文有四逆，但临床常见手足心热，是津血不足、气机不利的郁热，一般无明显口干、口渴、心烦，更多是胸胁、腹部气机不利。

5.本方有热，但热不重，病机是气郁、阴虚，不用黄芩清热。本方无明显消化道症状，不用人参、生姜、大枣、半夏。

【临床应用注意事项】

1.如果津血不足明显，可加当归。

2.如脾胃虚弱，便溏者，可加炒白术、茯苓、干姜等。

3.可以看作疏肝解郁的代表方，是逍遥散（当归、白芍、柴胡、白术、茯苓、薄荷、炙甘草）的底方。

38. 柴胡桂枝汤

第146条：伤寒六七日，发热，微恶寒，肢节烦疼，微呕，心下支结，外证未去者，柴胡桂枝汤主之。

方药组成

桂枝去皮　黄芩一两半　人参一两半　甘草一两，炙　半夏二合半，洗　芍药一两半　大枣六枚，擘　生姜一两半，切　柴胡四两

上九味，以水七升，煮取三升，去滓，温服一升，本云人参汤，作如桂枝法，加半夏、柴胡、黄芩，复如柴胡法，今用人参作半剂。

【方解】

小柴胡汤和解少阳半表半里。

桂枝汤调和营卫，解太阳表证。

【六经方证要点】

1. 太阳少阳合病的代表方。

2. 太阳病不解，表现为桂枝汤证，表证相对轻。同时邪气传入半表半里，表现为小柴胡汤证。

【临床应用注意事项】

1. 常见于外感后，表证未解，但邪入半表半里，出现太阳少阳合病。本方证应以小柴胡汤证为主，同时表证未解，可表现为**发热、微恶寒、肢节烦疼、鼻部症状等，表证相对较轻。**

2. 部分可见于合病，即一发病就是太阳少阳合病。

3. 如果表证偏重，可以适当加入麻黄，如果内热明显，也可加入生石膏，即小柴胡汤合麻杏甘石汤。

4. 阳证的太阳阳明合病代表方有大青龙汤、麻杏石甘汤、葛根芩连汤。阳证的太阳少阳合病代表方是柴胡桂枝汤。

39. 大柴胡汤

第103条：太阳病，过经十余日，反二三下之，后四五日，柴胡证仍在者，先与小柴胡。呕不止，心下急，郁郁微烦者，为未解也，与大柴胡汤，下之则愈。

第165条：伤寒发热，汗出不解，心中痞硬，呕吐而下利者，大柴胡汤主之。

第136条：伤寒十余日，热结在里，复往来寒热者，与大柴胡汤。但结胸，无大热者，此为水结在胸胁也。但头微汗出者，大陷胸汤主之。

《金匮要略·腹满寒疝宿食病脉证治第十》云：按之心下满痛者，此为实也，当下之，宜大柴胡汤。

方药组成

柴胡半斤　黄芩三两　芍药三两　半夏半升，洗　生姜五两，切　枳实四枚，炙　大枣十二枚，擘

上七味，以水一斗二升，煮取六升，去滓再煎，温服一升，日三服。一方加大黄二两。若不加，恐不为大柴胡汤。

【方解】

本方是小柴胡汤去人参、炙甘草，加大黄、枳实、芍药。

小柴胡汤去人参、炙甘草，减小补益力度，说明本方证偏于实，正气不虚，脉有力。

本方当有大黄。大黄、枳实攻下里热、里实。

芍药养津液，缓急止痛。

【六经方证要点】

1. 少阳阳明合病的代表方。

2. 本方病机是少阳病基础上，见到阳明里实热证。

3.在常见少阳病口苦、咽干、目眩、胸胁苦满、往来寒热的基础上，见到大便难、腹胀腹痛，脉弦滑有力。

4.小柴胡汤证脉弦细，大柴胡汤证脉沉弦滑有力。

【临床应用注意事项】

1.少阳阳明合病的方证有大柴胡汤、小柴胡加芒硝汤、柴胡加龙骨牡蛎汤、小柴胡加生石膏汤等方证。

2.临床中单纯的承气汤证少，更多是少阳阳明合病的大柴胡汤方证。

3.大柴胡汤方证，伴有瘀热者，常用大柴胡汤合桃核承气汤或桂枝茯苓丸。

40.柴胡桂枝干姜汤

第147条：伤寒五六日，已发汗而复下之，胸胁满微结，小便不利，渴而不呕，但头汗出，往来寒热，心烦者，此为未解也，柴胡桂枝干姜汤主之。

《金匮要略》柴胡姜桂汤：治疟，寒多，微有热，或但寒不热。服一剂如神。

方药组成

柴胡半斤　桂枝三两，去皮　干姜二两　瓜蒌根四两　黄芩三两　牡蛎二两，熬　甘草二两，炙

上七味，以水一斗二升，煮取六升，去滓，再煎取三升，温服一升，日三服，初服微烦，复服汗出便愈。

【方解】

柴胡、黄芩、天花粉、生牡蛎清上热，其中天花粉、生牡蛎滋阴生津止渴。

桂枝、干姜、炙甘草，辛甘化阳，属于阴证。

本方寒热并用，本身属于阴证。

【六经方证要点】

1.厥阴病的代表方。本方属于阴证，病位在半表半里。

2.伤寒五六日，已发汗而复下之，伤津液、伤阳气，陷入于阴证。胸胁满微结、头汗出、往来寒热、心烦者，病位在半表半里，所以本方是半表半里阴证的厥阴病。

3.可以认为是小柴胡汤方证陷入于阴证，在小柴胡汤证基础上，见到阳虚，如手足凉、恶寒、便溏、夜尿频等。小柴胡汤加入温阳的桂枝、干姜，即柴胡桂枝干姜汤方。

4.在阴证基础上见到半表半里证的热，如口苦、咽干、目眩、心烦、眠差等。

5.阴证基础上，即使没有明显上热，见到胸胁苦满、往来寒热等半表半里证，说明病位在半表半里，也可考虑本方证。

6.本方的半表半里症状表现等同于小柴胡汤方证，如寒热往来、胸胁苦满、口苦咽干、心烦喜呕等。

7.排除法，对于疑难疾病，无明显表证，无明显里证，属于半表半里证，若病性属于阴证，且无半夏泻心汤、乌梅丸方证特点者，皆可考虑本方证加减。

【临床应用注意事项】

1.柴胡桂枝干姜汤寒热并用，可根据临床症状调整清上热或温下寒的力度。

2.上热明显，伴有心烦、眠差者，常加生龙骨，配合生牡蛎增强镇静安神作用，热重者，黄连、栀子也可加入。

3.柴胡桂枝干姜汤，阳虚明显者，可加附子增强温阳，天花粉可用麦冬替代。

4.厥阴病为阴证，往往伴有气血不足，柴胡桂枝干姜汤侧重于阳虚，补气血力度不足，常合入当归芍药散，增强柴胡桂枝干姜汤的补虚力度。

5.女性见到月经不调、手足凉、痤疮，常见到柴胡桂枝干姜汤合当归芍药散方证，痤疮明显，可加入金银花、夏枯草等增强清热。

41. 半夏泻心汤

第 149 条：伤寒五六日，呕而发热者，柴胡汤证具，而以他药下之，柴胡证仍在者，复与柴胡汤。此虽已下之，不为逆，必蒸蒸而振，却发热汗出而解。若心下满而硬痛者，此为结胸也，大陷胸汤主之。但满而不痛者，此为痞，柴胡不中与之，宜半夏泻心汤。

方药组成

半夏半升，洗　黄芩　干姜　人参　甘草炙，各三两　黄连一两　大枣十二枚，擘

上七味，以水一斗，煮取六升，**去滓，再煎取三升**，温服一升，日三服。须大陷胸汤者，方用前第二法。

《金匮要略·呕吐哕下利病脉证治第十七》云：呕而肠鸣，心下痞者，半夏泻心汤主之。

【方解】

人参、炙甘草、大枣健胃生津，补益中气。

干姜、炙甘草辛甘化阳，温补阳气。

半夏辛温化痰湿，和胃降逆止呕。

黄芩、黄连苦寒清热。

本方寒热并用、清补兼施，辛开、苦降、甘温补益。

【六经方证要点】

1. 厥阴病代表方。

2. 本方为阴证，脾胃虚寒为基础，用人参、炙甘草、大枣、干姜甘温补益，属于阴证，是和法的基础。

3. 半夏泻心汤证的病机是胃虚，水饮内停、寒热错杂于心下，气机不通而形成心下痞或痞满的感觉，阴证的心下痞，多用人参。

4. 厥阴病，胃部胀满不适（心下痞）为主症，可有自觉疼痛，但按压无疼痛。

5. 厥阴病，胃肠湿热的舌苔黄腻为主症，属于阴证基础上的湿热证，以半夏泻心汤方证为底方加减。常用于老板综合征。

【临床应用注意事项】

1. 本方属于阴证，脾胃虚寒为基础，见到口苦、心烦、眠差等，属于寒热错杂，用本方寒热并用。

2. 柴胡桂枝干姜汤证，常以胸胁苦满为主，半夏泻心汤证以心下痞、胃肠道症状为主。

3. 黄芩、黄连苦寒清热燥湿，常用于肠道湿热下利，本方常见大便黏滞不畅、舌淡苔黄腻。

4. 黄芩、黄连苦寒清热，常用于治疗失眠，本方证常见到湿热证基础上伴有心烦、眠差、梦多。

5. 心下痞明显者、伴大便难，可加入瓜蒌、枳实，增强行气、通腑、散痞之力。

6. 厥阴病，同时又以心下痞为主症，则考虑半夏泻心汤类方证，如半夏泻心汤、甘草泻心汤、生姜泻心汤、黄连汤、干姜黄芩黄连人参汤等证。半夏泻心汤是治疗厥阴病心下痞的代表方、基础方。如果不能确定具体属于哪个方证的时候，首选半夏泻心汤。

7. 在半夏泻心汤证基础上，出现下利或水气、肠鸣明显，则考虑生姜泻心汤；在半夏泻心汤证基础上，心下痞为主，但是虚的程度更重，用甘草泻心汤。厥阴病以心烦为主，同时下寒明显、腹痛者，用黄连汤。

8. 任何时候，都不能但见一证便是，都要老老实实地先辨六经继辨方证，求得方证相应而治愈疾病。

半夏泻心汤类方五方证见表12。

表 12　半夏泻心汤类方五方证

方名	辛开	苦降	甘补	备注	辨证核心要点
半夏泻心汤	半夏半升 干姜三两	黄芩三两 黄连一两	人参三两 炙甘草三两 大枣十二枚	基础方	但满而不痛者，此为痞，柴胡不中与之，宜半夏泻心汤。
生姜泻心汤	半夏半升 生姜四两 干姜一两	黄芩三两 黄连一两	人参三两 炙甘草三两 大枣十二枚	减干姜为一两 加生姜四两	胃中不和，心下痞硬，干噫食臭，胁下有水气，腹中雷鸣下利者，生姜泻心汤
甘草泻心汤	半夏半升 干姜三两	黄芩三两 黄连一两	人参三两 炙甘草四两 大枣十二枚	炙甘草增为四两。原方无人参，当有人参。	其痞益甚，此非结热，但以胃中虚，客气上逆，故使硬也，甘草泻心汤
黄连汤	半夏半升 干姜三两 桂枝三两	黄连三两	人参二两 炙甘草三两 大枣十二枚	黄连增为三两，人参减为二两，去黄芩，加桂枝三两	胸中有热，胃中有邪气，腹中痛，欲呕吐者，黄连汤主之
干姜黄芩黄连人参汤	干姜三两	黄芩三两 黄连三两	人参三两	去半夏、甘草、大枣	寒格更逆吐下，若食入口即吐，干姜黄芩黄连人参汤主之

42. 乌梅丸

第 338 条：伤寒脉微而厥，至七八日肤冷，其人躁，无暂安时者，此为脏厥，非蛔厥也。蛔厥者，其人当吐蛔。令病者静，而复时烦者，此为脏寒。蛔上入其膈，故烦，须臾复止，得食而呕，又烦者，蛔闻食臭出，其人常自吐蛔。蛔厥者，乌梅丸主之。又主久利。

方药组成

乌梅三百枚　细辛六两　干姜十两　黄连十六两　当归四两　附子六两，炮，去皮　蜀椒四两，出汗　桂枝去皮，六两　人参六两　黄柏六两

上十味，异捣筛，合治之，以苦酒渍乌梅一宿，去核，蒸之五斗米下，饭熟捣成泥，和药令相得，内臼中，与蜜杵二千下，丸如梧桐子大，先食饮服十丸，日三服，稍加至二十丸，禁生冷滑物臭食等。

【方解】

附子、干姜、细辛、桂枝、蜀椒，温阳散寒，说明机体功能是沉衰不足，属于阴证。

黄连、黄柏清热燥湿、坚阴止利，黄连剂量是十六两，除了乌梅以外黄连剂量最大，说明存在热证。

【六经方证要点】

1. 厥阴病代表方。

2. 本方属于阴证，寒热错杂，阳虚基础上伴有内热。

3. 厥阴病，寒热错杂，以久利为主症的时候，考虑乌梅丸方证。

4. 本方的热常表现为口苦、心烦，或者有肠道湿热，如舌红苔腻。

5. 久利，病程日久，伤津液、伤阳气、伤气血，还存在着气阴不足。本方除了附子、干姜、细辛、桂枝、蜀椒，温阳散寒，乌梅酸敛止利，利于治标，同时乌梅酸敛生津，还能配合人参、当归、蜂蜜发挥益气养阴的作用。

【临床应用注意事项】

1.本质是阳虚，机体功能沉衰不足，同时伴有内热，由于阴阳不能合病，六经辨证归属于寒热错杂的厥阴病，是厥阴病的代表方证。

2.下利，先辨阴阳。阴证的下利，多见于太阴病。厥阴病的上热下寒，也多见到下利，如厥阴病提纲条文的下之利不止，甘草泻心汤证也是下利日数十行，所以见到阴证的下利，需要辨别是太阴病还是厥阴病。

3.正气的恢复并非一朝一夕。复诊的时候，如果上热消除，不需要清热，乌梅丸去黄连、黄柏，从太阴病论治。

4.乌梅丸原方用于治疗蛔厥，古代因为卫生条件差，蛔虫病比较多，当前蛔虫病已经很少见了。现在更多把乌梅丸应用于久利的情况，因为条文最后一句说"又主久利"。

5.不要见到久利，就想到乌梅丸，但见一证便是不必悉具，非常容易出错，应坚守先辨六经继辨方证的思路。正确的思路是，患者以久利就诊，我们先看整体的症状反应，先辨六经，确定为厥阴病的寒热错杂，又以久利为主症的时候，才能确定是乌梅丸方证。

厥阴病、寒热错杂，下利轻，可考虑半夏泻心汤方证，久利说明病情重、津液阳气损伤明显，考虑乌梅丸方证。从药物应用来看，半夏泻心汤、乌梅丸都治疗厥阴病，都可温阳、清热、补虚，但乌梅丸明显力度更大，可以看作半夏泻心汤的加强版。